Guida tascabile di traumatologia

Francesco Biggi

Guida tascabile di traumatologia

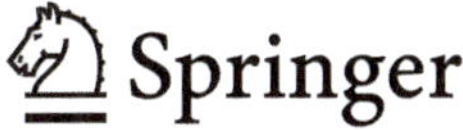

Francesco Biggi
U.L.S.S. N. 1-Belluno
Presidio Ospedaliero "San Martino"
Belluno, Italia

ISBN 978-88-470-5667-1 ISBN 978-88-470-5668-8 (eBook)
DOI 10.1007/978-88-470-5668-8

9 8 7 6 5 4 3 2 1 2014 2015 2016 2017

Layout copertina: Massimiliano Pianta, Milano
Impaginazione: Graphostudio, Milano

Springer-Verlag Italia S.r.l., Via Decembrio 28, I-20137 Milano
Springer fa parte di Springer Science+Business Media (www.springer.com)

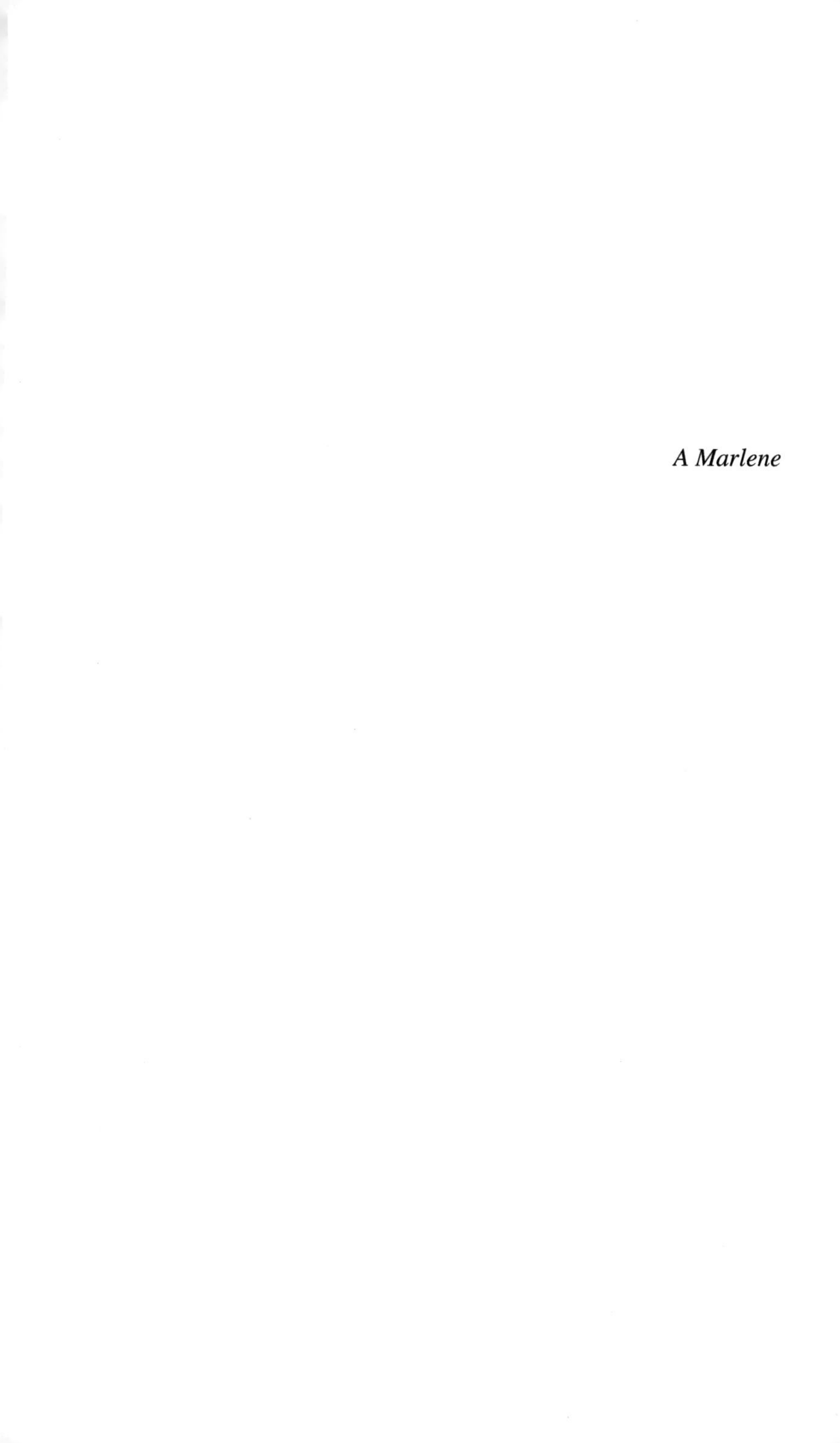

A Marlene

Prefazione

Nel corso degli ultimi 25 anni è cresciuto enormemente l'interesse nei riguardi della traumatologia, e numerosi testi, alcuni anche in più volumi, sono stati pubblicati: spesso, però, il loro impiego quotidiano è poco pratico, sia per le dimensioni che per i contenuti.

La *Guida tascabile di traumatologia* nasce con lo scopo di fornire indicazioni semplici e rapide per definire e trattare le principali lesioni traumatiche dello scheletro e delle articolazioni. È rivolta a ortopedici-traumatologi, specializzandi, medici di pronto soccorso, medici di medicina generale, fisiatri, tecnici della riabilitazione, personale dell'area emergenza/urgenza.

Contiene alcuni capitoli introduttivi che potremmo includere nella cosiddetta *scienza di base*, comprendendo l'inquadramento del paziente fratturato, polifratturato e politraumatizzato; l'attualità in tema di osteogenesi ripartiva; la prevenzione della TVP e delle infezioni. Seguono le lesioni traumatiche, divise per segmento scheletrico e articolare, con cenni epidemiologici, classificazione (che per semplicità e omogeneità è quella AO/OTA), diagnostica strumentale, indicazioni al trattamento, note di tecnica chirurgica, trattamento riabilitativo e principali complicazioni. Un capitolo a parte viene riservato alle fratture in età pediatrica e alle fratture peri-protesiche.

Rappresenta il punto di arrivo di un percorso iniziato oltre 30 anni fa, caratterizzato da un impegno continuo in ambito traumatologico per quanto riguarda la formazione (Clinica Ortopedica dell'Università di Pisa, Istituto "G. Pini" di Milano, CTO di Strasburgo, Campbell Clinic di Memphis, Corsi AO, Corsi OTA), la didattica (Scuola di Specializzazione delle Università di Genova, Pavia e Cagliari) e la pratica clinica (Direttore di Unità Operativa Complessa da oltre 16 anni), e segnato da numerose pubblicazioni su riviste nazionali e internazionali.

Belluno, marzo 2014 Francesco Biggi

Ringraziamenti

Desidero ringraziare tutti i miei Collaboratori, che da 10 anni mi assistono, a Belluno, nella difficile conduzione di un reparto di Ortopedia e Traumatologia: Dr. Corrado D'Antimo, Dr. Francesco Dalla Vestra, Dr.ssa Silvia Trevisani, Dr. Cosimo Salfi e Dr. Giorgio Caterino.

Un grazie particolare al Dr. Stefano Di Fabio per l'aiuto durante la stesura del volume.

Indice

Capitolo 1

Il fratturato, il polifratturato e il politraumatizzato

Definiamo *fratturato* il paziente affetto da una lesione traumatica dello scheletro che abbia prodotto un'interruzione completa del segmento osseo interessato; *polifratturato* se i segmenti ossei sono due o più; *politraumatizzato* se sono coinvolti altri organi e/o apparati. La rete dell'emergenza/urgenza è deputata al loro trattamento, con l'identificazione di centri di riferimento secondo il modello *hub and spoke*, in grado di assicurare i diversi livelli di specificità necessari: la semplice frattura monostotica può essere trattata in qualsiasi Pronto Soccorso dallo Specialista, il polifratturato in reparti traumatologici, i politraumatizzati presso centri in cui operano team interdisciplinari dedicati (DEA). Per *lussazione* intendiamo la perdita totale e permanente dei rapporti tra i capi articolari.

La moderna traumatologia necessita di strutture e percorsi dedicati in grado di permettere il più rapido e definitivo trattamento possibile: è peraltro utile distinguere tra *urgenze assolute* e *urgenze differibili*, come pure tra *trattamento conservativo* e *trattamento chirurgico*. Tutte le lussazioni e le fratture scomposte devono essere ridotte appena eseguiti i radiogrammi standard, ma anche in loro assenza se presenti grossolane deformità degli arti (principio, questo, valido in particolare per chi presta il primo soccorso); successivamente, contenute con ortesi o apparecchi gessati, ove indicato il trattamento conservativo, ovvero stabilizzate chirurgicamente. Le urgenze assolute comprendono fratture esposte, polifratturato e politraumatizzato, e l'associazione con lesioni vascolo-nervose: in questi casi devono avere comunque la precedenza le *procedure salva-vita* (*damage control*) nei riguardi del

Guida tascabile di traumatologia, F. Biggi
DOI: 10.1007/978-88-470-5668-8_1, © Springer-Verlag Italia 2014

trattamento definitivo (*early total care*). Non devono, viceversa, essere trattati necessariamente in urgenza i traumi ad alta energia, dove il coinvolgimento dei tessuti molli è una costante, con rischio di complicazioni estremamente elevato: meglio, in questi casi, attendere la risoluzione dell'edema e la scomparsa delle flittene, soprattutto nel caso in cui sia necessaria una osteosintesi corticale interna (OCI).

Per semplificare, esistono 4 modi diversi di stabilizzare chirurgicamente una frattura:

1. *osteosintesi percutanea a minima* (OPM), basata su tecniche di riduzione essenzialmente manipolative o assistite da appositi strumentari introdotti attraverso piccole incisioni;
2. *osteosintesi corticale interna* (OCI), che prevede l'utilizzo di placche e viti di diverso design e possibilità di configurazione, applicate con incisioni ed esposizioni standard, ovvero tramite tecniche mini-invasive tipo *Minimally Invasive Percutaneous Osteosynthesis* (MIPO);
3. *osteosintesi endomidollare* (OE), che utilizza chiodi endomidollari impiantabili a cielo chiuso (senza, cioè, esporre il focolaio di frattura) su letto ortopedico o traumatologico (dotato, cioè, di apparato di trazione e riduzione);
4. *fissazione esterna* (FE), attuata con apparati esterni all'osso ma ad esso vincolati da fiches o fili, in grado di fornire, con tecniche a cielo chiuso, sia la riduzione che la stabilizzazione per tutto il tempo necessario.

Il fratturato

Intendiamo con questo termine il paziente che ha subito un trauma, diretto o indiretto, a carico di un solo distretto scheletrico, e che lamenta dolore e impotenza funzionale riferiti a una zona o articolazione chiaramente identificabili: dopo un rapido esame clinico (schema AMPLE, Iversen e Swiontkowski, 1995 p. 5), vengono eseguiti i radiogrammi standard, che prevedono le 2 proiezioni ortogonali anteroposteriore e laterolaterale, solitamente in grado di permettere la diagnosi. In alcuni casi, di fronte al dubbio diagnostico, si ricorre a proiezioni oblique e comparative.

Sono, a questo punto, possibili scenari diversi: il *trattamento conservativo definitivo*, eseguibile in Pronto Soccorso; il *tratta-*

mento chirurgico differibile con ricovero del paziente; oppure il *trattamento chirurgico urgente* in sala operatoria.

Trattamento conservativo definitivo

Il trattamento conservativo definitivo è solitamente possibile nelle fratture in età pediatrica, nel caso di fratture composte ovvero riducibili di piccoli segmenti (falangi, metacarpi, metatarsi, ossa del carpo e del tarso, clavicola, scapola, sterno e coste) o articolazioni (mano, polso, piede, caviglia, spalla e gomito), mentre per lesioni analoghe della colonna e del bacino è preferibile un ricovero osservazionale. Devono essere comunque chiaramente spiegate al paziente le potenziali complicazioni connesse alla immobilizzazione protratta, e i possibili vantaggi di un trattamento chirurgico. È consigliabile effettuare la riduzione sotto controllo fluoroscopico, immobilizzare il segmento in apparecchio gessato includente le articolazioni a monte e a valle, e documentare radiograficamente il tutto. Nel caso di lesioni composte e stabili, possono essere utilizzati tutori preformati. Oltre alla raccomandazione di mantenere il segmento immobilizzato in posizione elevata per evitare la stasi venosa, incoraggiando altresì la mobilizzazione attiva delle estremità, andrà valutata la necessità di garantire una profilassi della TVP nei soggetti che presentano fattori di rischio e che non potranno effettuare carico e mobilizzazione della caviglia.

Trattamento chirurgico differibile

Il trattamento chirurgico differibile è basato sulle tecniche di osteosintesi, da attuarsi, in linea di principio, appena possibile, ma in ogni caso, specie per le fratture articolari e iuxta-articolari, non in presenza di sofferenza delle parti molli, cute e sottocute in particolare. I segmenti scheletrici interessati, in questo caso, vanno posti in trazione per essere riallineati, poter essere posti in posizione antideclive, e contribuire alla risoluzione del dolore. È indubbio che, nel corso degli ultimi 25 anni, le indicazioni al trattamento chirurgico siano state progressivamente ampliate, portando alla scomparsa del quadro clinico noto come “malattia da frattura”, a indicare le sequele dovute all’immobilizzazione in apparecchio gessato (dolore, edema da stasi, rigidità articolare, atrofia ossea, piaghe); altro elemento importante in tal senso è la possibilità di una più rapida ripresa della vita di relazione, in particolare quella lavorativa, grazie alla possibilità di deambulazione precoce.

Trattamento chirurgico urgente e indifferibile

Il trattamento chirurgico urgente e indifferibile può essere definitivo (concetto anglosassone di *early total care*), ovvero rappresentare il primo di una serie di procedure necessarie a ottenere la guarigione: in questo caso, spesso, l'intervento è limitato alla semplice stabilizzazione con fissatori esterni dei segmenti fratturati, all'interno del più complesso e interdisciplinare percorso noto come *damage control*, dove le priorità sono appannaggio delle cosiddette *procedure salva-vita*.

Rientrano in questo ambito il politraumatizzato, il polifratturato, le fratture esposte, le fratture-lussazione, i traumi ad alta energia con interessamento di tronchi arteriosi e/o nervosi: è fondamentale, peraltro, ricordare che, sebbene il trattamento precoce di una frattura comporti numerosi vantaggi soprattutto in termini di compliance da parte del paziente e organizzazione dei percorsi di trattamento e riabilitazione, le più recenti acquisizioni in termini di medicina d'urgenza e terapia intensiva hanno concentrato l'attenzione di tutti sulla risposta infiammatoria sistemica (*Systemic Inflammatory Response Syndrome*, SIRS), sulla sindrome acuta respiratoria (*Adult Respiratory Distress Syndrome*, ARDS) e sulla sindrome multi organo (*Multiple Organ Failure*, MOF). Questo importantissimo risultato è frutto dell'approccio multidisciplinare condotto da chirurgo, traumatologo, anestesista, medico dell'emergenza/urgenza, cardiologo e laboratorista, enfatizzando l'importanza di un soccorso rapido ed efficiente, con trasferimento dei pazienti nelle sedi in grado di gestire completamente e in maniera definitiva il problema (concetto di *golden hour*): è durante la prima ora che può essere decisa la sopravvivenza o meno del politraumatizzato, e in questa fase bisogna evitare improvvisazioni, utilizzando protocolli che orientino verso la diagnosi e il trattamento. Quello più largamente utilizzato è meglio noto come *Advanced Trauma Life Support* (ATLS), che individua 5 priorità contrassegnate dalle prime 5 lettere dell'alfabeto:

- *A (Airways)*, mantenimento della pervietà delle vie aeree proteggendo la colonna cervicale per possibili lesioni associate;
- *B* (*Breathing*), somministrazione supplementare di ossigeno;
- *C* (*Circulation*), tamponamento di emorragie esterne visibili e identificazione di possibili emorragie interne, supporto della volemia con infusione salina di almeno 2 litri, tenendo conto che una frattura della diafisi femorale può determinare una perdita ematica da 1000 a 2500 ml, una del bacino da 1000 a 4000 ml;
- *D* (*Disability*), accertamento del danno neurologico utilizzando la Glasgow Coma Scale, che va da un minimo di 3 (la situazione peggiore) a un massimo di 15 punti;
- *E* (*Exposure*), esame del paziente senza abiti per l'identificazione di possibili lesioni.

In questa prima fase (1 ora, *golden hour*) è importante proteggere il tratto cervicale con un collare, adagiare il paziente su una barella conformata bloccando il tratto toraco-lombare e, eventualmente, comprimere il bacino con una fascia pelvica nel sospetto di lesioni (es. fuoriuscita di sangue dal meato uretrale, ematomi dello scroto o delle grandi labbra), o presenza di deformità (es. apertura della sinfisi con arti extrarotati, risalimento di un'ala iliaca).

La seconda fase (1–24 ore, *golden day*) è successiva alla stabilizzazione respiratoria ed emodinamica, e prevede il completamento diagnostico clinico e strumentale: di fronte al permanere di uno stato di shock emorragico, viene solitamente posta indicazione alla laparotomia per rotture della milza, del fegato, del rene; alla toracotomia per rotture dell'aorta, della cava o dei grossi vasi polmonari; alla craniotomia per rottura di vasi e/o depressioni della calotta cranica.

È in questa fase che entra più direttamente in azione il traumatologo sulla base dei radiogrammi standard eseguiti: ogni frattura diafisaria e articolare scomposta deve essere riallineata e temporaneamente stabilizzata, solitamente con fissatore esterno, per ridurre la perdita ematica, prevenire la ARDS, facilitare trasporto e nursing. Successivamente si completa l'inquadramento del paziente secondo l'*Injury Severity Score* (ISS), determinato dalla somma dei punteggi assegnati, da 0 a 5, alle diverse lesioni dei sistemi nervoso centrale, toracico, addominale, scheletrico, vascolare e cutaneo (il politraumatizzato è definito tale con un ISS >16), e secondo lo schema Allergie, Medicine assunte, Storia clinica,

Ultimo pasto, Evento traumatico (AMSUE) ad evitare trattamenti impropri, e la mancata diagnosi di quelle che vengono considerate le lesioni associate più frequentemente misconosciute: 1) *fratture della base cranica*; 2) *fratture dello zigomo e dell'orbita*; 3) *fratture del dente dell'epistrofeo*; 4) *frattura di C7* (inadeguata proiezione Rx); 5) *lussazione posteriore della spalla*; 6) *lussazioni del carpo*; 7) *fratture del capitello radiale*; 8) *fratture da cintura di salvataggio* (D12-L1); 9) *fratture pelviche*; 10) *fratture del collo femorale*; 11) *fratture da affondamento del piatto tibiale* (necessità di proiezioni oblique o tomografia computerizzata, TC).

Come approccio standard al politraumatizzato, quindi, oltre al segmento manifestamente interessato, andrà studiato radiograficamente il torace, la colonna cervicale e il bacino, con esecuzione di TC per ogni frattura articolare.

La terza fase (1–7 giorni, *golden week*) vede, solitamente, un paziente stabilizzato, su cui è possibile intervenire per un trattamento definitivo, anche su segmenti impegnativi quali colonna vertebrale, bacino e acetabolo, fratture articolari con necessità di ricostruire le superfici di movimento.

Capitolo 2
Le fratture e il meccanismo di guarigione

"L'osso è l'unico tessuto del corpo umano in grado di riparare una lesione ricostituendo la sua struttura originaria, e non formando una cicatrice fibrosa" (McKibbin, 1978). Questo assunto rappresenta il fulcro attorno al quale si sviluppa il processo di osteogenesi riparativa, più semplicemente noto come *formazione del callo osseo*, che rappresenta il raggiungimento e completamento della guarigione di una frattura.

Parliamo di "storia naturale della guarigione di una frattura" a indicare il succedersi di fenomeni bio-umorali che, partendo dalla lesione e dall'ematoma, condurranno alla neoformazione di tessuto osseo attraverso fasi diverse di strutturazione tra loro interconnesse e strettamente interdipendenti. Esiste, quindi, una fisiologia dell'osteogenesi ripartiva, caratterizzata da 4 fasi: 1) *fase dell'ematoma*, immediatamente successiva all'evento traumatico; 2) *fase infiammatoria*, tipica delle prime 24–72 ore; 3) *fase del callo osseo immaturo o osteoide*, che si realizza nelle prime 4–8 settimane; 4) *fase del callo osseo maturo e del rimodellamento*, dopo 8–12 settimane; e una fisiopatologia dell'osteogenesi ripartiva, a indicare qualunque evento, endogeno e/o esogeno, in grado di alterare e, eventualmente, arrestare il succedersi dei processi di formazione di nuovo tessuto osseo (Fig. 2.1a–f).

Il tessuto osseo è formato da una *componente organica* (cellule e matrice proteica) e da una *componente inorganica* (fosfato tricalcico o idrossiapatite), ed è soggetto a un continuo processo di apposizione e riassorbimento che lo caratterizza già durante l'embriogenesi, e che continuerà per tutta la vita; è un processo molto

Guida tascabile di traumatologia, F. Biggi
DOI: 10.1007/978-88-470-5668-8_2, © Springer-Verlag Italia 2014

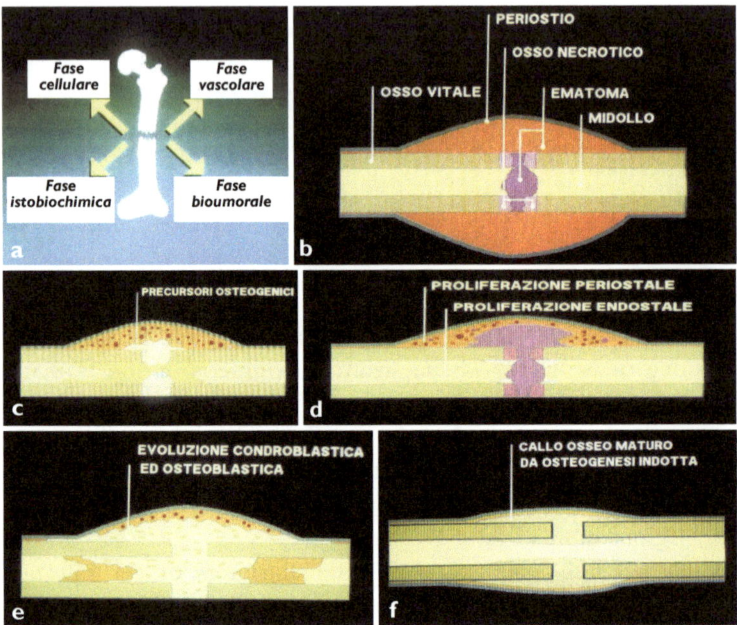

Fig. 2.1 Fasi della osteogenesi riparativa dell'osso (**a–f**). (Riprodotto con autorizzazione da "Studio dell'osteogenesi riparativa in rapporto alla sintesi endomidolare" Autori M. d'Imporzano e F. Biggi. Edizioni Howmedica)

lento, ma sufficiente a garantire l'omeostasi dell'intero apparato scheletrico. La frattura, invece, innesca una serie di reazioni bioumorali che dovranno condurre, in tempi decisamente più rapidi, alla neoformazione di tessuto osseo partendo da elementi indifferenziati totipotenti che, adeguatamente stimolati e indirizzati (concetto di osteoinduzione), produrranno nuovi elementi cellulari che diventeranno osteoblasti e poi osteociti, in grado di produrre la matrice che, calcificata, formerà il nuovo tessuto osseo ripartivo. Questo processo neoformativo è una vera e propria neoistogenesi, caratterizzata prevalentemente dalla formazione di elementi e strutture proprie del tessuto osseo, ma anche di elementi vascolari (neoangiogenesi).

Le più recenti acquisizioni circa i meccanismi che regolano l'osteogenesi ripartiva, e la formazione del callo osseo indiretto esterno periostale, hanno portato alla identificazione di *proteine ossee morfogenetiche* ormai universalmente note come *Bone Morphogenetic Proteins* (BMP): sono fattori multifunzionali di accrescimento che fanno parte della "super famiglia" dei *Trasforming Growth Factor-beta* (TGF-beta), capaci di indirizzare la produzione di elementi cellulari propri del tessuto osseo, come pure quella di elementi vascolari, muscolari e nervosi. Le due più potenti morfoproteine sembrano essere la BMP 2 e la BMP 4, ma specifiche attività, ancora non chiaramente dimostrate, possiedono le BMP 3, 5, 6, 7: essendo stata dimostrata la presenza di BMP all'interno dell'ematoma di frattura, diventa consequenziale il tentativo di preservarlo integralmente per non alterare quell'insieme di reazioni a cascata, strettamente connesse e interdipendenti, dapprima infiammatorie (macrofagi e polimorfo nucleati che rimuovono elementi necrotici e devitalizzati con formazione di tessuto fibroso), poi osteogenetiche immature (fase cartilaginea e osteoblastica con produzione di tessuto osteoide), e quindi osteogenetiche definitive (fase osteocitaria con ristrutturazione corticale e midollare).

Fattori favorenti questo processo sono: a) un *buon apporto vascolare*; b) il *rispetto dell'ematoma di frattura e del periostio*; c) una *sufficiente stabilità meccanica del focolaio di frattura* senza necessità di contatto tra i monconi, ma con ripristino degli assi anatomici. Esistono, al contrario, fattori sfavorenti locali (ipossia, mortificazione dei tessuti molli, presenza di corpi estranei, infezione, irradiazione), e generali (carenze nutrizionali, terapia steroidea, chemioterapia, diabete mellito, tabagismo, alcolismo, decadimento organico).

Dalle conoscenze relative alla biologia della osteogenesi ripartiva, dovrebbero derivare comportamenti e scelte strategiche:

- privilegiare, ovunque e comunque possibile, le tecniche di riduzione a cielo chiuso, senza esporre il focolaio di frattura, ma affidandosi a manipolazioni esterne sotto controllo fluoroscopico;
- se la frattura è irriducibile, affidarsi a tecniche mini-invasive, utilizzando strumentari ancillari per riallineare i monconi e approssimare i frammenti;
- utilizzare mezzi di sintesi che consentano la riduzione a cielo chiuso e una applicazione con incisioni limitate, ma assicurino stabilità primaria e nel tempo;

- avere la massima cura dei tessuti molli, favorendo le migliori condizioni locali di apporto vascolare e ossigenazione;
- considerare l'intervento in presenza di condizioni locali e generali favorevoli, avendo nella precocità un obiettivo, ma non un imperativo assoluto cui dover ubbidire.

Capitolo 3
Le fratture esposte

Per *frattura esposta* si intende una soluzione di continuo di un segmento scheletrico che, attraverso un tramite cutaneo di dimensioni diverse, comunica con l'ambiente esterno entrando in contatto con agenti sicuramente contaminanti, e quindi potenzialmente infettanti: questo è un assunto estremamente importante, che indirizzerà il trattamento in urgenza nella direzione di un'accurata toilette delle parti molli e dell'osso sicuramente devitalizzato, con stabilizzazione temporanea o definitiva che dipende dalle lesioni associate, dalle attitudini del traumatologo, e dalle capacità organizzative della struttura ospedaliera.

Sono, in generale, causate da traumi violenti, tipici degli incidenti stradali, delle precipitazioni, e di incidenti sul lavoro in ambito di cantieri e grande industria, con un'incidenza del 3–4% sul totale delle fratture osservate, e una localizzazione a livello tibiale del 25%. Sono spesso inserite in un contesto di politrauma e, conseguentemente, verranno attuate dapprima le procedure salvavita (ATLAS), limitandosi alla rimozione degli indumenti e all'asportazione di corpi estranei visibili dalla sede di lesione, a un lavaggio con soluzione fisiologica e medicazione a piatto del segmento, al tamponamento di emorragie, alla ricerca dei polsi arteriosi e di lesioni dei principali tronchi nervosi motori, e alla contenzione in tutore preformato. Evitare che più persone e più mani intervengano sulla lesione esposta; acquisire, eventualmente, un'immagine digitale e su questa ragionare per pianificare il timing delle procedure: anche questo può servire a ridurre il rischio infettivo. Appena possibile, si eseguirà l'esame radiografico standard, disponendo altre-

Guida tascabile di traumatologia, F. Biggi
DOI: 10.1007/978-88-470-5668-8_3, © Springer-Verlag Italia 2014

sì il trasferimento del paziente in sala operatoria, evitando gesti chirurgici in Pronto Soccorso per carenza di materiali necessari ed elevato rischio di ulteriore contaminazione.

La classificazione (schema AO/OTA) delle fratture esposte individua gradi differenti in rapporto all'estensione della breccia cutanea, all'interessamento di sottocute, fasce, muscoli e periostio, fino alla presenza di rotture dei tronchi arteriosi e nervosi. Essendo diventato di uso comune il termine di *frattura ad alta energia* a indicare lesioni causate da traumi violenti e diretti (*major trauma*), spesso inserite in un contesto di politrauma, sempre scomposte e grossolanamente instabili, costantemente caratterizzate da coinvolgimento dei tessuti molli circostanti anche in assenza di esposizione, è opportuno ricordare la classificazione di Tscherne, e attuare un'attenta sorveglianza per scongiurare una delle sequele più temibili rappresentata dalla *sindrome compartimentale*: questa vera e propria emergenza clinica, che necessita di decompressione chirurgica (fasciotomia) è caratterizzata da dolore ingravescente, cute lucida e tesa, perdita di sensibilità e motilità, pressione maggiore di 30 mmHg nelle logge muscolari, in rapporto anche alla diastolica. Lo schema successivo riassume la sequenza delle procedure da adottare:

- stabilizzare il segmento con un fissatore esterno assiale maneggevole e di rapida applicazione;
- ricercare il miglior allineamento possibile ripristinando lunghezza e morfologia, senza necessariamente pensare che debba essere il trattamento definitivo;
- valutare, con l'osso riallineato, la reale estensione della esposizione e la possibilità o meno di una copertura immediata, ovvero la programmazione di un tempo plastico;
- lavare con soluzione salina tutta la lesione, rimuovendo possibili agenti inquinanti e frammenti di osso avulsi e/o deperiostati, e privi di connessioni muscolo-fasciali, estendendo l'apertura fino a zone sicuramente vitali;
- conservare i tendini e recentare i muscoli nelle zone annerite, sfilacciate, colliquate e non sanguinanti;
- somministrazione endovenosa di antibiotici (cefalosporine di 1ª generazione per I e II; aggiunta di aminoglucoside per il III, penicillina e aminoglicoside se molto inquinate;
- non suturare la cute in tensione, piuttosto rimandare a osserva-

zioni successive, e prevedere Vac-teraphy per favorire la granulazione e la risoluzione dell'edema.

Per le fratture diafisarie di femore, tibia e omero con esposizione fino al III-A è possibile eseguire un inchiodamento bloccato in urgenza, ovvero eseguire una conversione da FEA a chiodo endomidollare a distanza di tempo variabile in funzione delle condizioni generali e locali.

Non vi è consenso, infine, circa le lesioni che richiedono un'amputazione, in quanto anche gli scores che assegnano punteggi in funzione delle caratteristiche dell'arto traumatizzato (il più noto è il *Mangled Extremity Severity Score*, MESS) non sono sicuramente predittivi circa gli esiti a distanza: in generale, è possibile pensare di salvare un arto se l'ischemia non dura da più di 6–8 ore, le lesioni vascolari sono riparabili, il recupero funzionale almeno ipotizzabile, la compliance del paziente disponibile a più interventi senza un esito favorevole garantito.

Capitolo 4
Il rischio tromboembolico e la sua prevenzione

La trombosi venosa profonda (TVP) e la sua complicazione più temibile rappresentata dall'embolia polmonare (EP) sono da tempo oggetto di studi e pubblicazioni che hanno condotto alla stesura di protocolli per quanto riguarda la profilassi e, eventualmente, la terapia. Se questo vale certamente per la chirurgia ortopedica maggiore (COM), minore consenso e studi in materia esistono in ambito traumatologico, ad esclusione delle fratture del collo femorale. Recentemente, ad opera del Consenso Italiano Intersocietario creato da SIOT, OTODI, SIAARTI, SISET e FIMMG, è stato pubblicato un documento che contiene indicazioni e suggerimenti in materia, che rappresenta un vero e proprio punto di riferimento. Vengono riportate di seguito, pertanto, le indicazioni in esso contenute.

Fratture vertebrali amieliche

Vanno distinti due tipi di trattamento: chirurgico e conservativo.

Trattamento chirurgico

Il tromboembolismo venoso (TEV) è una complicanza rara ma temibile della chirurgia spinale. Dall'analisi della limitata letteratura disponibile, l'incidenza di TEV sembrerebbe variare a seconda della presenza di alcuni fattori quali l'entità della chirurgia, il periodo di immobilizzazione, il danno neurologico e l'età del

Guida tascabile di traumatologia, F. Biggi
DOI: 10.1007/978-88-470-5668-8_4,

paziente. Il ridotto periodo di allettamento postoperatorio è probabilmente una delle cause della ridotta incidenza di TEV.

La chirurgia della colonna per via posteriore, la più comune, è associata a un'incidenza di TEV molto bassa, per cui un'eventuale profilassi deve avere il minor numero di possibili complicazioni associate.

La profilassi farmacologica deve forzatamente confrontarsi con il rischio di sanguinamento che, dato il sito anatomico, può dare luogo a catastrofici eventi compressivi sul sistema nervoso derivanti da ematomi peridurali.

Tipologia della profilassi

È **suggerita** la profilassi meccanica (calze elastiche, CE; compressione pneumatica intermittente, CPI) in caso di ritardato recupero della deambulazione, per il noto beneficio e l'assenza di complicanze emorragiche correlate.

Una profilassi farmacologica (EBPM) è da considerare in caso di:

- chirurgia prolungata e/o complessa (es. combinata anteriore e posteriore);
- pazienti con fattori di rischio.

Timing e durata della profilassi

In assenza di evidenze si suggerisce l'utilizzo di CE dal postoperatorio fino al recupero della deambulazione.

In caso di profilassi farmacologica è suggerito l'uso di EBPM da iniziare nel postoperatorio e proseguire di norma fino al recupero della deambulazione.

Trattamento conservativo

Si attua attraverso l'utilizzo di apparecchi gessati o ortesi specifiche di immobilizzazione del rachide per 60/90 giorni, associate o meno ad allettamento durante il primo mese.

Tipologia della profilassi

È suggerita la profilassi meccanica con CE.
La profilassi farmacologica è suggerita in caso di:

- allettamento;
- ipomobilità in pazienti con fattori di rischio.

Durata della profilassi

In caso di profilassi farmacologica è suggerito l'uso di EBPM, da proseguire di norma per 30 giorni.

Fratture dell'arto superiore

Il TEV è considerato una complicanza rara dopo frattura dell'arto superiore e della spalla.

Trattamento chirurgico

Il TEV è considerato una complicanza rara dopo chirurgia dell'arto superiore e non protesica della spalla. In chirurgia protesica della spalla è stata riportata, in uno studio retrospettivo, un'incidenza dello 0,5% di TVP.

Tipologia della profilassi

La profilassi farmacologica con EBPM è suggerita nella chirurgia protesica della spalla.

La profilassi farmacologica con EBPM va considerata nella chirurgia non protesica nei pazienti con fattori di rischio.

Trattamento conservativo

Si attua attraverso l'utilizzo di apparecchi gessati o ortesi specifiche di immobilizzazione.

Tipologia della profilassi

Una profilassi farmacologica (EBPM) è suggerita in caso di:
- allettamento;
- ipomobilità in pazienti con fattori di rischio;
- traumi da schiacciamento.

Durata della profilassi

In caso di profilassi farmacologica è suggerito l'uso di EBPM da proseguire di norma per 30 giorni.

Fratture della pelvi e dell'acetabolo

La traumatologia della pelvi e dell'acetabolo presenta un elevato rischio tromboembolico, sia nelle fratture stabili, a causa dell'allettamento, sia nelle fratture instabili che richiedono il trattamento chirurgico.

In caso di paziente polifratturato il rischio di TEV elevato non si associa, di norma, a un aumento del rischio emorragico. Nel paziente politraumatizzato va invece considerato il rischio emorragico nei primi giorni come prevalente rispetto al rischio TEV e, pertanto, la profilassi farmacologica del TEV va rimandata alla stabilizzazione del quadro emostatico.

Trattamento chirurgico

La chirurgia elettiva del bacino e del femore prossimale (rappresentata essenzialmente dalle osteotomie e dalla chirurgia oncologica) presenta un elevato rischio tromboembolico ed è da considerarsi alla stregua della chirurgia protesica dell'anca; pertanto, pur in assenza di evidenze, la profilassi farmacologica è suggerita.

Tipologia della profilassi

Si suggerisce la profilassi farmacologica con EBPM o fondaparinux.

È da considerare, come ausilio aggiuntivo, l'utilizzo di CE dal postoperatorio fino al recupero della deambulazione.

Timing e durata della profilassi

Si suggerisce l'inizio della profilassi farmacologica nel postoperatorio, proseguendo di norma fino al recupero della deambulazione.

Trattamento conservativo

Le lesioni stabili, che non necessitano di trattamento chirurgico, richiedono periodi di astensione dal carico oscillanti tra le 3 e le 5 settimane e conseguentemente determinano un elevato rischio di TEV.

Tipologia della profilassi

Si suggerisce la profilassi farmacologica con EBPM.
È da considerare, come ausilio aggiuntivo, l'utilizzo di CE fino al recupero della deambulazione.

Timing e durata della profilassi

Si suggerisce di proseguire la profilassi fino al recupero della deambulazione.

Fratture dell'arto inferiore

L'incidenza di TEV senza profilassi è alquanto variabile in letteratura (4,3–40%). L'incidenza di TVP totali e TVP prossimali in pazienti con rottura del tendine d'Achille può arrivare al 36 e al 7%, rispettivamente. Una metanalisi condotta su 6 studi controllati randomizzati riporta una riduzione dell'incidenza di TVP asintomatiche dal 17,1 al 9,6% mediante l'utilizzo di EBPM, senza alcun incremento di sanguinamento associato in pazienti con arto inferiore immobilizzato.

Trattamento chirurgico

La necessità della profilassi del TEV in pazienti sottoposti a chirurgia elettiva del ginocchio rimane controversa ed è necessario distinguere in questa chirurgia diversi tipi di procedura (maggiore e minore) e di durata della immobilizzazione.

Tipologia di profilassi

Si suggerisce la profilassi farmacologica con EBPM nella chirurgia maggiore.

Si suggerisce la profilassi farmacologica con EBPM nella chirurgia minore solo in presenza di fattori di rischio aggiuntivi generali o legati alla procedura, come ad esempio l'utilizzo del tourniquet o l'astensione dal carico.

È da considerare, come ausilio aggiuntivo, l'utilizzo di CE dal postoperatorio fino al recupero della deambulazione.

Timing e durata della profilassi

Si suggerisce l'inizio della profilassi farmacologica nel postoperatorio.

La durata della profilassi dovrebbe coincidere con il periodo di immobilizzazione dell'arto. Si suggerisce comunque una durata della profilassi per un periodo non inferiore a 7 giorni.

Trattamento conservativo

Il trattamento conservativo trova sempre meno indicazione, sebbene apparecchi gessati e ortesi conformate rappresentino scelte possibili. In questi casi, in genere, si associano l'immobilizzazione di una o più articolazioni e l'astensione dal carico per periodi oscillanti tra i 30 e i 60 giorni.

Tipologia della profilassi

Si suggerisce la profilassi farmacologica con EBPM.

Timing e durata della profilassi

Si suggerisce di proseguire la profilassi con EBPM fino al recupero della deambulazione con movimento della caviglia e carico anche parziale.

Capitolo 5
Rischio infettivo: prevenzione e trattamento

Il chirurgo ortopedico deve avere un'esperienza in campo traumatologico che, oltre alla pratica dei sempre più perfezionati mezzi di sintesi, comprenda anche una profonda conoscenza su modi e tempi del trattamento medico, con in primo piano la profilassi antibiotica. La collaborazione con i colleghi infettivologi riveste quindi un ruolo importante già dai primi momenti, specie nei traumi osteoarticolari complicati da esposizione ossea e/o perdita di sostanza.

In primis, nella gestione del politrauma è la stretta collaborazione con il rianimatore a stabilire il timing del trattamento: generalmente, le lesioni osteoarticolari passano quasi sempre in secondo piano rispetto alla gestione delle funzioni cardiovascolari e alla stabilizzazione delle funzioni vitali del traumatizzato. Spesso si interviene in urgenza solo per stabilizzare il traumatizzato con fissatori esterni nel minor tempo possibile per permettere al chirurgo generale o vascolare di trattare le lesioni causa di shock emorragico.

Nel caso si tratti, invece, di traumi che coinvolgano in maniera esclusiva il sistema scheletrico, ci saranno diversi percorsi di trattamento medico e chirurgico a seconda che ci si trovi di fronte a una frattura chiusa o esposta e, in questo caso, secondo la gravità della compromissione dei tessuti molli.

La conoscenza delle principali molecole antibiotiche e dei fenomeni di resistenza batterica ad esse correlati è indispensabile alla pratica chirurgica ortopedica.

In questo paragrafo verranno esaminate le attuali evidenze

Guida tascabile di traumatologia, F. Biggi
DOI: 10.1007/978-88-470-5668-8_5,

scientifiche sulla profilassi antibiotica nel trattamento delle fratture. Considereremo in capitoli separati la profilassi antibiotica delle fratture chiuse e quella delle fratture esposte.

Profilassi e terapia antibiotica nelle fratture chiuse

Nella chirurgia delle fratture chiuse, per l'impiego di mezzi metallici per lo più interni agli arti, sono valide le stesse evidenze e raccomandazioni degli interventi protesici, cioè della cosiddetta chirurgia "pulita", in cui non è previsto il contatto con tessuti biologici contaminati.

Profilassi antibiotica

Per *profilassi antibiotica* nelle fratture chiuse si intende la somministrazione preoperatoria di antibiotici secondo schemi e modi protocollati, al fine di ridurre la carica batterica, inevitabilmente presente nella sede di intervento, a livelli tali da poter essere affrontata con successo dalle difese del paziente.

Il timing dell'infusione è di importanza critica ai fini dell'efficacia della profilassi: è ormai assodato che la prima dose di antibiotico debba essere somministrata subito prima di iniziare l'intervento (all'induzione dell'anestesia), e per via endovenosa. In tal modo, è possibile agire su un campo operatorio in cui i tessuti presentano la massima concentrazione possibile di antibiotico.

Le casistiche recenti hanno dimostrato che i trattamenti di breve durata, cioè non oltre le 24 ore, hanno la stessa efficacia di quelli prolungati, con il vantaggio di minori effetti collaterali e minori costi. Inoltre, in molti interventi con durata inferiore al doppio dell'emivita del farmaco, è sufficiente infondere una *singola dose preoperatoria*.

Riassumendo, la profilassi antibiotica si basa sui seguenti criteri:

1. breve durata (24 ore);
2. prima dose all'induzione dell'anestesia, per via endovenosa;
3. dosaggio adeguato.

Scelta dell'antibiotico

Il farmaco scelto deve possedere due requisiti fondamentali: attività antibatterica nei confronti dei più comuni patogeni ed elevata penetrazione a livello osteoarticolare.

I batteri Gram-positivi sono responsabili della maggior parte delle infezioni ortopediche, e il 50% circa di esse è dovuto al genere *Stafilococco*.

Le molecole di riferimento sono attualmente le penicilline antistafilococciche, le cefalosporine di prima e seconda generazione, la clindamicina associata ad aminoglicosidi, per un'azione estesa anche ai Gram-negativi.

In casi particolari e in presenza di allergie dirette o crociate verso le cefalosporine, o nel sospetto di presenza di infezioni riferibili a ceppi di Stafilococchi meticillino-resistenti (MRSA), il cui numero è in costante crescita, si ricorre all'impiego dei glicopeptidi (vancomicina, teicoplanina) (Tabella 5.1).

Pazienti "difficili"

Bisogna però rimarcare che le linee guida enunciate si riferiscono ai cosiddetti "pazienti standard", cioè a candidati per interventi di chirurgia elettiva, con ricovero preoperatorio non superiore a 1–2 giorni, assenza di deficit immunologici e di precedenti stati infettivi, stato generale integro. Negli ultimi anni il numero dei pazienti cosiddetti "difficili", cioè che non rientrano nelle precedenti caratteristiche, è in continuo aumento. Ciò è imputabile a vari fattori, trattati in dettaglio in seguito, primo fra tutti l'aumento dell'età media della popolazione. A ciò si aggiunga che dopo soli tre giorni di ospedalizzazione la flora batterica del paziente risulta sovvertita, con prevalenza dei Gram negativi, non di rado di tipo ospedaliero, resistenti agli antibiotici di uso comune. In questi casi, appaiono maggiormente consigliabili altre molecole, come gli aminoglicosidi, le cefalosporine di terza generazione, e talune penicilline protette (es. sulbactam, ampicillina).

I *fattori di rischio* sono in grado di aumentare la comparsa di infezione postoperatoria possono essere distinti in:

1. *inerenti al paziente*: i soggetti di età superiore ai 60 anni risul-

Tabella 5.1 Antibiotici in uso per chirurgia ortopedica di elezione e durata d'azione

Antibiotico	**Durata**	**Note**
Cefazolina, gentamicina, clindamicina	3,5 ore	
Cefoxitina, amoxicillina/a. clavulanico, ampicillina/sulbactam	2,5 ore	
Vancomicina	8 ore	per vancomicina infusione lenta (almeno mezz'ora)
Teicoplanina	>70 ore	

Germe isolato	**Terapia antibiotica**	**Dosaggio ev**
Staphylococcus aureus MS	Cefalosporine, oxacillina, aminoglicosidi	Cefazolina 3–6 g/die Oxacillina 12–20 g/die Amikacina 15–20 mg/die
Staphylococcus aureus MR	Glicopeptidi (teicoplanina, vancomicina)	Teicoplanina 800 mg/die Vancomicina 2g die (lenta)
Staphylococcus epidermidis	Glicopeptidi (teicoplanina, vancomicina)	Teicoplanina 800 mg/die Vancomicina 2g die (lenta)
Pseudomonas aeruginosa	Ceftazidime, carbapenemici	Ceftazidime 3–12 g/die Imipenem/Cilastatina 1,5–4g/die
Enterobacter	Chinolonici (Cipro/ Levofloxacina)	Ciprofloxacina 1 g/die Fino a 20–30 milioni UO
Streptococco Anaerobi	Penicillina G Carbapenemici, Clindamicina	Imipenem/Cilastatina 1,5–4 g/die
Flora batterica mista	Chinolonici + Clindamicina	Ciprofloxacina 1 g/die

tano più esposti alle infezioni di 3–6 volte rispetto alla popolazione più giovane. L'età avanzata si accompagna a uno scadimento delle difese immunitarie e a deficit del circolo periferico, dello stato di nutrizione e alla comparsa di affezioni degenerative e/o infezioni latenti (bronchiti, cistiti, ecc.);

2. *inerenti all'intervento*: riguardo all'intervento, oltre che per la modalità dello stesso, è accertato che vi è rapporto diretto fra durata dell'atto chirurgico e incidenza dell'infezione. La depilazione eseguita poco prima dell'intervento si accompagna a una minore percentuale di infezione rispetto a quella precoce. Abbiamo già richiamato l'attenzione sulla necessità di una corretta profilassi antibiotica per tempi, modi di somministrazione e scelta delle molecole.
   Uso di drenaggi: negli ultimi anni il loro uso è divenuto meno frequente, in quanto si è accertato che sono un possibile fattore di inquinamento del sito chirurgico. Pertanto, quando strettamente necessari, il loro impiego andrebbe limitato a un sistema chiuso, in leggera aspirazione, per il minor tempo possibile (24 ore circa);
3. *inerenti all'ambiente*: l'ambiente operatorio presenta caratteristiche di temperatura, umidità, ventilazione che condizionano, insieme al numero di operatori, il livello della contaminazione dell'aria. Inoltre, l'eventuale succedersi di interventi diversi sullo stesso paziente aumenta considerevolmente il rischio infettivo.

Infine, gli interventi effettuati nelle ore notturne sarebbero gravati da un più alto rischio infettivo.

Profilassi e terapia antibiotica nelle fratture esposte

Le fratture degli arti sono causate da vettori ad alta o bassa energia, e possono essere isolate o combinate con altre lesioni. Quando la frattura è esposta, cioè associata a lesioni cutanee con procidenza ossea, la prevenzione della sepsi diviene il principale obiettivo da porsi nella gestione del paziente.

C'è accordo unanime che questo tipo di lesioni richieda un trattamento in urgenza, cioè entro le 6 ore dal trauma, per minimizzare il rischio di infezione.

La classificazione standard per le fratture esposte è quella di Anderson-Gustilo, che suddivide le lesioni in tre gruppi a seconda del coinvolgimento dei tessuti molli:

- *Tipo 1*: frattura esposta con ferita inferiore a 1 cm di lunghezza, pulita;

- *Tipo II*: frattura esposta con ferita superiore a 1 cm senza lesione estesa delle parti molli, lembi o avulsioni;
- *Tipo III*: frattura esposta con esteso danno delle parti molli, amputazione traumatica. Il Tipo III è stato in seguito ulteriormente suddiviso in tre stadi, A, B e C:
  - *III A*: lacerazione estesa dei tessuti molli con adeguata copertura ossea; lesioni da arma da fuoco;
  - *III B*: lacerazione estesa dei tessuti molli ed esposizione ossea che richiede plastica cutanea;
  - *III C*: frattura esposta con lesione arteriosa che richiede sutura chirurgica.

La frequenza dell'infezione cresce secondo gli stadi della classificazione di Gustilo, con indicazione all'impiego di un antibiotico a largo spettro, come ad esempio una cefalosporina di primo o secondo tipo negli stadi I–II, associando un aminoglicoside negli stadi II e III. In caso di prolungata ospedalizzazione per il trattamento di ferite aperte è indicato ricorrere all'uso di glicopeptidi per l'alto rischio di contaminazione da parte di germi ospedalieri, in specie stafilococchi meticillino-resistenti.

Procedure associate

In caso di fratture esposte, i primi gesti terapeutici condizionano fortemente il successivo decorso clinico.

Il primo passo che si è visto diminuire l'incidenza di infezione è la somministrazione precoce di antibiotici per via endovenosa. Contestualmente, bisogna effettuare prelievi microbiologici multipli in profondità nella sede di esposizione, da seminare in terreni di coltura sia per germi aerobi che anaerobi. L'efficacia di questa procedura rimane comunque controversa in letteratura.

Inoltre, è necessario lavare abbondantemente con soluzione fisiologia e antisettica la sede del trauma, evitando la chiusura immediata della cute nelle ampie esposizioni e/o perdite di sostanza. Questo tipo di ferite possono richiedere nei casi più gravi diversi passaggi chirurgici, compreso il ricorso alla chirurgia plastica.

Early damage care. *Stabilizzazione con fissatore esterno in attesa del trattamento definitivo*

La fissazione esterna nelle fratture esposte e/o nei politraumi può essere considerato il trattamento di scelta nelle fasi precoci, e l'unico nelle fratture del tipo III B–C secondo Gustilo. In letteratura vi sono molti fautori dell'inchiodamento endomidollare nelle fratture del tipo III A.

Il fissatore dovrebbe essere lasciato in situ fino a consolidazione o sostituito da un chiodo endomidollare entro 7–14 giorni (Figg. 5.1–5.3).

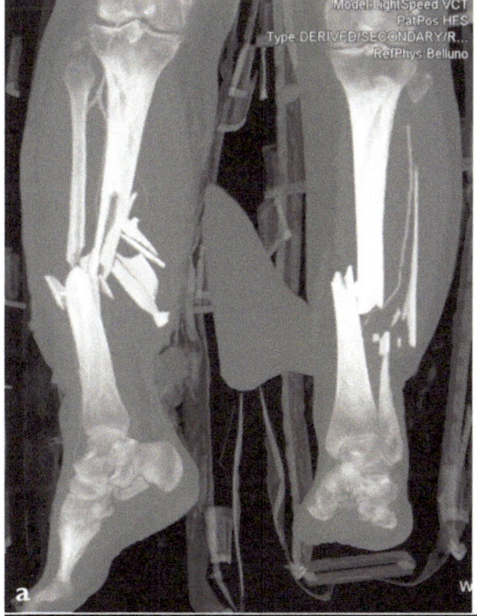

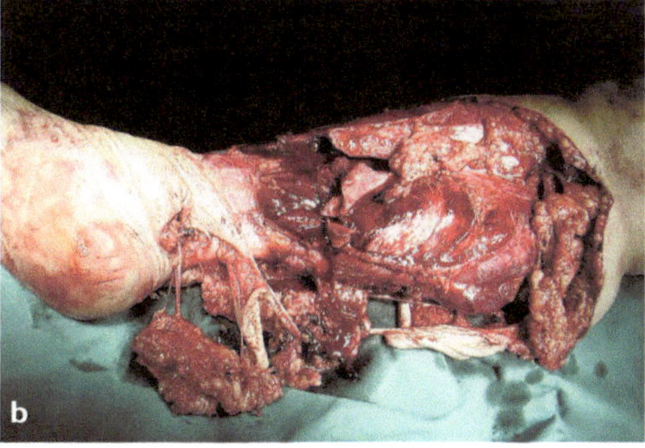

Fig. 5.1 Frattura pluriframmentaria diafisaria bilaterale di gamba con esposizione tipo IIIB a destra (**a,b**)

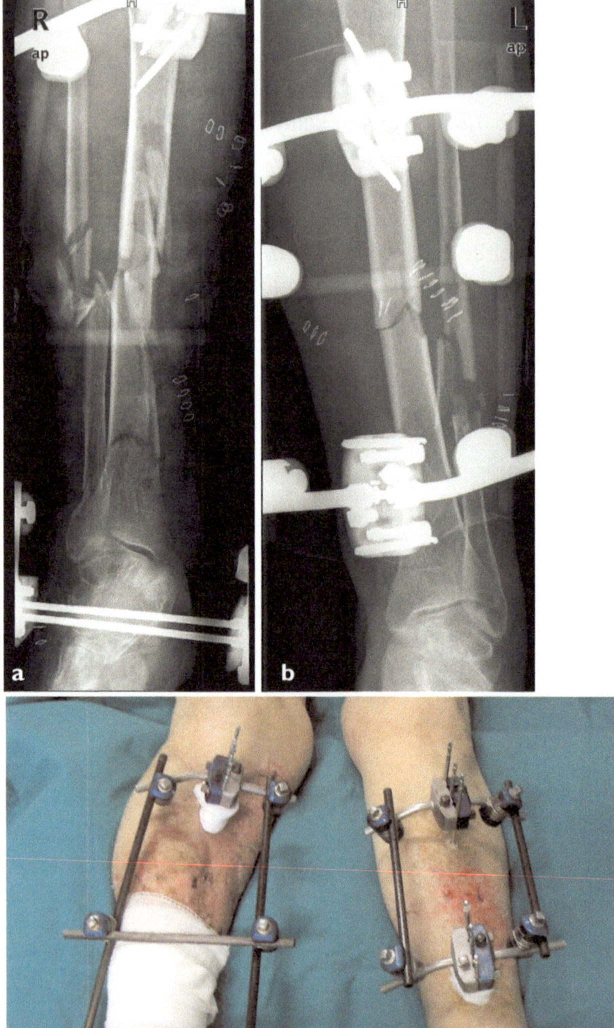

Fig. 5.2 *Damage control* con fissatore esterno (**a–c**)

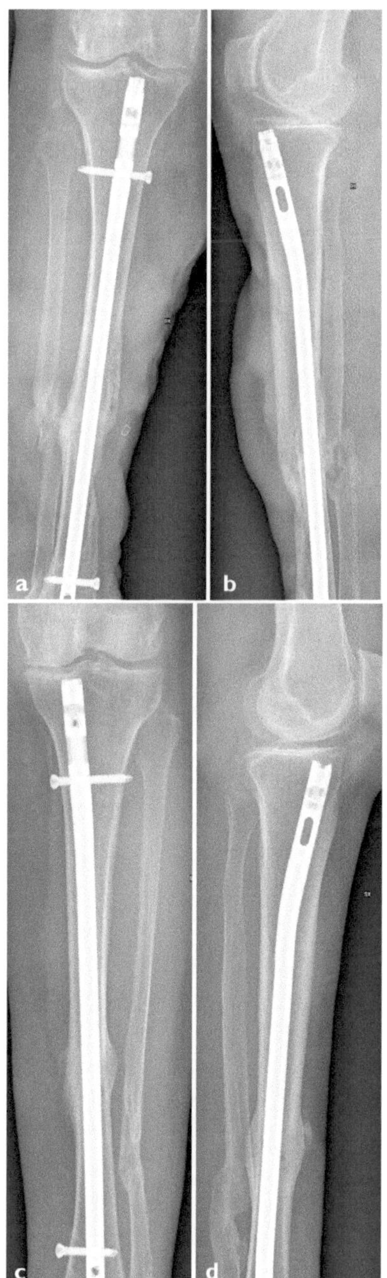

Fig. 5.3 Conversione da fissatore esterno a chiodo endomidollare bloccato (**a–d**)

In caso di perdite di sostanza ossea non è mai consigliabile ricorrere in fasi precoci all'impiego di innesti ossei per l'elevato rischio di infezione.

Recentemente si è diffuso l'impiego della medicazione a pressione negativa (VAC-Therapy o NPWT) associata alla toilette chirurgica e alla fissazione precoce.

La metodica consiste in un dispositivo che promuove, per mezzo della pressione negativa e di garze o schiume poliuretaniche, un ambiente atto a favorire la rimozione di secrezioni infette e l'aumento del tessuto di granulazione. È possibile l'irrigazione periodica della lesione con soluzione fisiologica e/o antisettica.

I principali vantaggi consistono nella diminuzione della carica batterica nel sito di esposizione insieme a una minore frequenza delle medicazioni, opponendo altresì una valida barriera alle contaminazioni da germi ospedalieri. Per contro, la gestione della VAC-Therapy necessita di adeguata istruzione del personale di reparto.

Capitolo 6
Fratture vertebrali

Le fratture vertebrali costituiscono il 4–6% delle lesioni traumatiche dell'apparato scheletrico, e hanno maggiore incidenza nel sesso maschile nel 3°–4° decennio di vita, con possibile coinvolgimento midollare per traumi ad alta energia, ed elevata percentuale di mortalità (15–17%) per lesioni associate.

I tratti di colonna vertebrale più esposti alle lesioni traumatiche sono quelli dotati di maggiore motilità e, segnatamente, quelli definiti "giunzionali" in quanto punto di transizione e concentrazione di stress ove una componente rigida incontra una di elevata mobilità: il passaggio craniocervicale (dall'osso occipitale a C2), il cervicotoracico (da C7 a T1), e il toracolombare (da T11 a L2). Circa il 60% delle fratture vertebrali interessano la giunzione toracolombare.

La prima e fondamentale distinzione riguarda la presenza o meno di danno neurologico: avremo, quindi, *fratture mieliche*, con quadri diversi di gravità dallo *shock spinale* (che non è sostenuto da danno strutturale e tende a recedere progressivamente dopo 24 ore), allo *shock neurogenico* (paralisi flaccida, areflessia, anestesia dermatomerica, iniziale tachicardia e ipertensione seguite da bradicardia e ipotensione), anch'esso regredibile dopo 24–48 ore con iniziale ripresa del riflesso bulbo-cavernoso; e *fratture amieliche*, prive di alcun segno di interessamento midollare. La lesione vertebrale, in particolare se mielica, è spesso presente in un contesto di politrauma: sarà quindi opportuno applicare la ABCDE (*Airways, Breathing, Circulation, Disability, Exposure*) e la immediata distinzione tra *shock neurogenico* (ipotensione, bradicardia,

Guida tascabile di traumatologia, F. Biggi
DOI: 10.1007/978-88-470-5668-8_6, © Springer-Verlag Italia 2014

estremità calde e diuresi normale) e *shock ipovolemico* (ipotensione, tachicardia, estremità fredde e contrazione della diuresi).

L'altra distinzione non meno importante soprattutto ai fini del trattamento, identifica *fratture stabili* (non scomposte, ovvero riducibili con manovre esterne e mantenute tali con mezzi esterni quali busti gessati e corsetti) e *fratture instabili* (scomposte, non riducibili con semplici manipolazioni esterne, che necessitano di stabilizzazione chirurgica). Il concetto di stabilità si basa sugli studi anatomo-funzionali di Denis, che individuano 3 colonne longitudinali: 1) colonna anteriore composta da legamento longitudinale anteriore, metà anteriore del corpo vertebrale e porzione anteriore dell'anulus; 2) colonna media composta da metà posteriore del corpo, porzione posteriore dell'anulus e legamento longitudinale posteriore; e 3) colonna posteriore composta da peduncoli, faccette articolari, lamine e complesso ligamentoso posteriore (legamento sovra-spinoso, interspinoso e legamento giallo). Viene considerata instabile una lesione che coinvolga più di una colonna, che causi comparsa o peggioramento di sintomi neurologici una volta riprese le sollecitazioni funzionali fisiologiche, che determini dolore cronico ribelle a trattamento conservativo, e in presenza di deformità severe. Se, infine, viene preso in considerazione il meccanismo che ha determinato la lesione abbiamo, secondo Magerl-Harms, fratture da compressione, fratture da distrazione anteriore o posteriore, fratture rotazionali. Rimandiamo, per la classificazione, a www.ota.org/compendium/compendium.html.

La diagnosi viene confermata, solitamente, dai radiogrammi standard nelle due proiezioni ortogonali, con proiezioni particolari quali quella transorale per visualizzare il dente dell'epistrofeo, o quelle oblique per le faccette articolari, con trazione sugli arti superiori per visualizzare, in particolare, C7. La risonanza magnetica nucleare (RMN) è indispensabile per valutare il danno midollare e/o radicolare, nonché il grado di stenosi e compressione endocanalare, che anche la TC può dimostrare, ma che consigliamo di utilizzare in assenza di danno midollare.

Colonna cervicale

Le lesioni in questa sede possono causare un danno neurologico nel 40% dei casi, e sono presenti, in caso di politrauma, nella misura del 2–6%. Il meccanismo più frequente è rappresentato da brusche flessioni o estensioni non contrastate da limitazione alcuna, con possibile associazione di compressione o distrazione. La proiezione radiografica latero-laterale è in grado di mostrare le lesioni nel 90% circa dei casi; TC e RMN diventano ausili importanti, in particolare quest'ultima per visualizzare erniazioni discali, ematomi, edema e compressioni midollari, rotture legamentose posteriori. Per la classificazione si rimanda a www.ota.org/compendium/compendium.html.

Il trattamento iniziale di un trauma cervicale prevede l'immobilizzazione con collare semirigido per consentire l'esecuzione dei radiogrammi e della TC o RMN: se ci troviamo di fronte a una lesione stabile il tutore viene mantenuto, mentre se risulta evidente un'instabilità è consigliabile l'applicazione di trazione cranica tipo Gardner-Wells o *halo* tipo Crutchfield. La maggior parte delle fratture possono essere trattate conservativamente con ortesi semirigide, ovvero corsetti gessati connessi con barre alla corona-*halo* esocranica, mantenute per 30–60 giorni in rapporto alla presenza o meno di lesioni legamentose. Il trattamento chirurgico è indicato in alcune lesioni che vedono spesso combinate la frattura, la rottura del complesso legamentoso e, talora, il danno midollare: giova, peraltro, ricordare che l'ampiezza del canale midollare, a questo livello, raramente impone la necessità di decompressioni posteriori, mentre la stabilizzazione degli elementi coinvolti è sicuramente necessaria in alcune fratture del dente dell'epistrofeo, nella spondilolistesi traumatica di L2 (frattura di Hangman), nelle dislocazioni e fratture delle faccette articolari, nelle fratture da scoppio del corpo vertebrale, e in tutti i casi in cui sia necessario rimuovere cause di compressione midollare.

Colonna toracica e lombare

Il passaggio toracolombare è quello più frequentemente coinvolto sia per traumi ad alta energia (incidente motociclistico, cadute dall'alto), che per traumi a bassa energia (semplice caduta in ambito domestico), specie se intervenuti su terreno osteoporotico. Questo è dovuto ai maggiori stress meccanici che si concentrano in un tratto interposto tra cifosi dorsale e lordosi lombare, e con una diversa rigidità segmentaria dovuta alla limitazione dei movimenti indotta a livello toracico dalle inserzioni costali. Danni neurologici di vario grado possono essere riscontrati nel 25% dei casi, solitamente più gravi ed estesi per fratture da T2 a T10 per la presenza, in un canale più ristretto, del midollo spinale, che diventa poi cono midollare fino a L1/L2 e, successivamente, *cauda equina*. I radiogrammi standard nelle due proiezioni ortogonali mostrano la lesione, la cui definizione viene solitamente ottenuta dopo TC o RMN. Per la classificazione si rimanda a www.ota.org/compendium/compendium.html.

Il trattamento conservativo è possibile nella grande maggioranza dei casi: se la frattura è avvenuta in seguito a trauma, e il paziente è stato accettato dal Pronto Soccorso, dopo 2–3 giorni di riposo a letto con verifica di alvo e diuresi verrà applicata un'ortesi lombare o dorso-lombare da mantenere per 30–60 giorni, evitando il carico e sollecitazioni eccessive nelle prime settimane. In alcuni casi (es. frattura disco-somatica con infossamento, alcune fratture da scoppio del corpo vertebrale) sarà opportuno mantenere il tronco in iperestensione, sia con ortesi tipo C35 o Jewett, che con corsetto gessato tipo Risser o Bohler. Il trattamento chirurgico mira a ottenere riduzione, stabilizzazione, eventuale decompressione delle strutture nervose e migliore nursing del paziente, specie in caso di politrauma: trova indicazione in presenza di danno neurologico, perdita di altezza del corpo vertebrale superiore al 50%, angolazione del tratto superiore a 20°, restringimento del canale superiore al 50% del diametro sagittale o trasverso, scoliosi superiore a 10°.

Capitolo 7
Fratture e lussazioni della spalla

Fratture della scapola

Le fratture della scapola sono relativamente rare (3–5% delle fratture del cingolo scapolare e circa 1% di tutte le fratture) e interessano, di solito, persone giovani con un'età compresa fra i 35 e 45 anni.

Nella maggior parte dei casi sono dovute a traumi ad alta energia (es. incidenti stradali) o a traumi diretti (es. cadute dall'alto).

In una percentuale variabile fra il 35 e 98% dei casi, le fratture della scapola sono associate ad altre lesioni come fratture costali e della clavicola, pneumotorace o emotorace, contusione polmonare, lesioni del plesso brachiale, fratture cervicali e della pelvi.

Il quadro clinico prevede dolore, tumefazione ed ecchimosi locale con grave limitazione della funzione articolare della spalla.

La diagnosi è confermata dalle radiografie della serie traumatica della spalla (antero-posteriore sul piano scapolare, ascellare e "Y"). La proiezione di Stryker può essere utile per visualizzare le fratture del processo coracoideo. In caso di interessamento del collo della scapola e/o della glena è indicato uno studio TC per una corretta valutazione del grado di scomposizione e angolazione della frattura e per un'eventuale pianificazione chirurgica.

Per la classificazione si rimanda a www.ota.org/compendium/compendium.html.

La maggior parte delle fratture del corpo della scapola vengono trattate in modo conservativo senza rilevanti complicanze. Le fratture del collo della scapola, coracoide, acromion e spina della scapola composte o modicamente scomposte guariscono bene senza intervenire chirurgicamente.

Guida tascabile di traumatologia, F. Biggi
DOI: 10.1007/978-88-470-5668-8_7,

Le indicazioni chirurgiche sono invece controverse e comprendono:

1. fratture intra-articolari della glena che interessano almeno il 25% della superficie articolare e/o con scomposizione maggiore di 5 mm, con o senza sublussazione gleno-omerale;
2. fratture del collo della scapola con angolazione maggiore di 40 gradi o con traslazione mediale di almeno 1 cm;
3. fratture del collo della scapola associate a frattura della clavicola (*floating shoulder*);
4. fratture gravemente scomposte dell'acromion e della coracoide.

Per le fratture tipo I e II si usa l'approccio deltoideo-pettorale e l'osteosintesi viene eseguita con viti cannulate da 3,5 o 4,0 mm; negli altri tipi si utilizza l'accesso posteriore tipo Judet o combinato a seconda dell'estensione della rima di frattura e l'osteosintesi con viti e placche.

Lesioni dell'articolazione acromion-claveare

Tale lesione non è infrequente e la sua incidenza, secondo Rockwood, è pari al 12% di tutte le lussazioni di spalla (contro l'85% della lussazione gleno-omerale e il 3% della sterno-claveare).

L'articolazione acromion-claveare è una diartrosi con le faccette articolari disposte sul piano verticale o con un'inclinazione mediale di circa 50 gradi. La capsula articolare è rinforzata e stabilizzata sul piano orizzontale dai legamenti acromion-claveari anteriore, posteriore, inferiore e superiore (il più robusto) e dalle fibre del muscolo deltoide e trapezio superiore. I legamenti coraco-claveari (conoide-mediale e trapezoide-laterale) stabilizzano l'articolazione sul piano verticale. All'interno dell'articolazione è presente un menisco il quale, fisiologicamente, inizia a degenerare già dalla seconda decade di vita.

La lussazione acromion-claveare è di solito la conseguenza di un trauma diretto sulla spalla con braccio addotto o di un trauma indiretto sulla mano con braccio disteso.

Le possibili lesioni associate sono:

- una frattura della coracoide o della clavicola;
- una lussazione sterno-claveare;

- una falsa lussazione acromion-claveare per frattura della base acromiale.

Il paziente lamenta dolore in sede articolare che si accentua alla digitopressione, con un'evidente deformità che si riduce temporaneamente con la pressione locale (segno del tasto del pianoforte). Si associa una limitazione dell'articolarità della spalla con dolore presente soprattutto dopo i 90 gradi di flessione-abduzione.

La diagnosi è confermata da una radiografia standard in antero-posteriore di entrambe le articolazioni per eseguire una valutazione comparativa e, nel dubbio, può essere legato un peso di 1–2 kg al polso del paziente per "stressare" l'articolazione. La proiezione specifica per l'acromion-claveare è quella di Zanca, con il tubo catodico inclinato di 10–15 gradi in senso craniale.

La classificazione maggiormente utilizzata è quella di Rockwood, che divide le lesioni dell'articolazione acromion-claveari in sei tipi:

- *tipo I*: trauma distorsivo dell'articolazione acromion-claveare;
- *tipo II*: lesione dei legamenti acromion-clavicolari;
- *tipo III*: lesione dei legamenti acromion-clavicolari e coraco-clavicolari; aumento dello spazio coraco-clavicolare; muscolo deltoide e trapezio superiore distaccati;
- *tipo IV*: lesione dei legamenti acromion-clavicolari e coraco-clavicolari; lo spazio coraco-clavicolare può apparire normale; la clavicola è lussata posteriormente all'interno del muscolo trapezio superiore;
- *tipo V*: lesione dei legamenti acromion-clavicolari e coraco-clavicolari; notevole aumento dello spazio coraco-clavicolare; muscolo deltoide e trapezio superiore distaccati dalla metà della clavicola distale;
- *tipo VI*: clavicola lussata inferiormente alla coracoide o all'acromion.

Un III grado radiologico è identificato se si riscontrano i seguenti 2 parametri:

- distanza tra la coracoide e superficie inferiore della clavicola superiore a 11 mm;
- faccetta articolare distale della clavicola dislocata di almeno il 75% rispetto alla faccetta articolare acromiale.

Il trattamento chirurgico di riduzione e stabilizzazione dell'articolazione acromion-claveare è sempre indicato nel tipo IV,V e VI

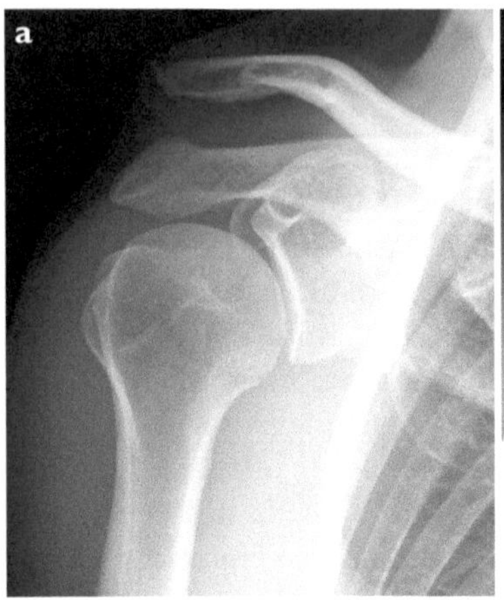

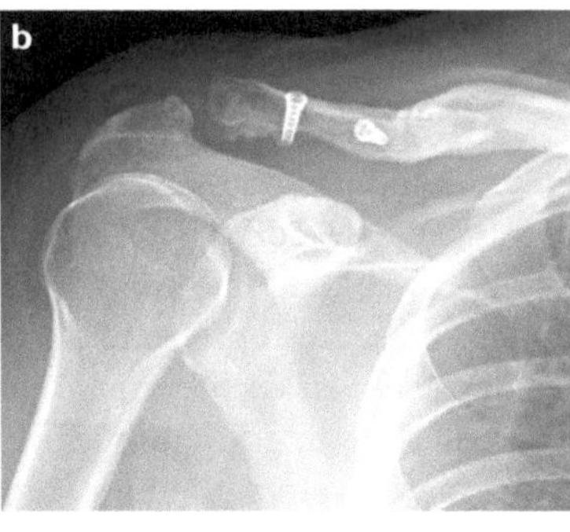

Fig. 7.1 a Lussazione acromion-claveare tipo V di Rockwood; **b** riduzione e stabilizzazione con legamento artificiale

(Fig. 7.1). Nel caso delle lussazioni tipo III, l'indicazione chirurgica è controversa e dipende dall'età e dal tipo di attività lavorativa e/o sportiva del paziente.

Nelle lesioni di tipo I il trattamento conservativo prevede l'immobilizzazione della spalla per circa 7–10 giorni e, successivamente, un programma riabilitativo di ripresa graduale del movimento articolare. Nel tipo II, invece, l'immobilizzazione va prolungata per circa 2 settimane.

Lesioni dell'articolazione sterno-claveare

Sono lesioni abbastanza rare (circa il 3% di tutte le lussazioni di spalla) e si verificano in caso di traumi sportivi ad alta energia o incidenti stradali.

L'articolazione sterno-claveare si stabilisce tra l'estremità mediale della clavicola, il manubrio dello sterno e la prima cartilagine costale. La concordanza tra le superfici articolari viene stabilita da un disco articolare fibrocartilagineo. Esso si fissa con tutto il suo contorno alla capsula fibrosa dell'articolazione e si unisce in basso anche alla prima cartilagine costale.

Le strutture legamentose e la capsula provvedono alla stabilità articolare. La capsula articolare è rinforzata da due robusti legamenti (legamento sterno-clavicolare anteriore e posteriore) che garantiscono la stabilità sul piano sagittale. Il legamento costo-clavicolare occupa l'angolo formato dalla clavicola e dalla prima costa; si divide in due differenti fascicoli (anteriore e posteriore) che prevengono le dislocazioni sul piano orizzontale.

Tra le patologie che interessano l'articolazione sterno-claverare, le più frequenti sono le lesioni traumatiche in grado di causare instabilità, come le fratture dell'estremità mediale della clavicola e dello sterno, le sublussazioni e le lussazioni.

Il quadro clinico è caratterizzato da dolore e deformità in sede articolare, con grave limitazione antalgica della spalla e incapacità da parte del paziente di appoggiare la scapola su un piano. In caso di lussazione posteriore è importante eseguire un'attenta valutazione vascolo-nervosa per la vicinanza di numerose strutture anatomiche nobili.

Per un corretto inquadramento radio-diagnostico bisogna eseguire una radiografia antero-posteriore comparativa in grado di evidenziare un'asimmetria delle clavicole da associare a due proiezioni specifiche per la sterno-claveare (Hobbs e *Serendipity view*). La TC rappresenta il gold standard per la possibilità di distinguere le fratture del terzo mediale della clavicola dalle lussazioni e per la capacità di quantificare il grado di dislocazione dei capi articolari e, quindi, il tipo di trattamento.

Le lussazioni anteriori sono più comuni, poiché il legamento sterno-claveare anteriore è più debole di quello posteriore. Esse possono verificarsi anche in assenza di traumi, specialmente in soggetti giovani adulti (ciò viene attribuito alla maggiore lassità legamentosa presente in questa fascia d'età). Le lussazioni posteriori, meglio definite retrosternali giacché l'epifisi mediale della clavicola si porta sia posteriormente, sia medialmente, pur essendo meno frequenti sono molto più pericolose a causa del rischio di conflitto con organi quali trachea, esofago, grandi vasi, plesso brachiale e dotto toracico.

Il trattamento delle lussazioni anteriori traumatiche è generalmente incruento e avviene sotto sedazione, seguito da un periodo di immobilizzazione nel quale viene confezionato un bendaggio "a otto" da tenere per 4–5 settimane. Per quanto riguarda le lussazioni retrosternali, la maggior parte degli autori opta per una riduzione incruenta, specialmente se entro 24–48 ore dal trauma, lasciando la possibilità di trattamento cruento, con fissazione chirurgica, ai casi in cui la lussazione sia irriducibile o rimanga instabile dopo riduzione incruenta.

Fratture clavicola

Morfologicamente, la clavicola presenta una forma a S risultante dall'unione di due curve opposte a livello del terzo medio. In questo punto dove l'osso è più sottile e, quindi, più fragile si verificano la maggior parte delle fratture della clavicola.

Le fratture di clavicola sono molto comuni (2–15% di tutte le fratture dell'adulto e 33–45% di tutti gli incidenti che coinvolgono il cingolo scapolare); il terzo medio è la sede più frequentemente colpita (69–82% di tutte le fratture di clavicola).

Le fratture di clavicola sono spesso una conseguenza di un trauma diretto (es. una caduta) della spalla, dove la forza generalmente si trasmette lungo l'asse della clavicola, dall'articolazione acromion-claveare fino all'articolazione sterno-claveare.

Gli aspetti clinici tipici di una frattura di clavicola sono il dolore nella sede della lesione, associato a una visibile deformità del profilo dell'osso e all'impotenza funzionale su base antalgica della spalla.

La diagnosi di frattura di clavicola viene generalmente confermata da una radiografia in proiezione antero-posteriore. Deve essere attentamente valutato tutto l'arto superiore per escludere lesioni associate che possono coinvolgere il plesso brachiale o i vasi sottoclaveari, nonostante tali lesioni siano estremamente rare.

È inoltre necessario eseguire una valutazione clinica e radiografica per escludere lesioni associate del torace, come uno pneumotorace o un emotorace, che avvengono in circa il 3% dei casi.

Per la classificazione si rimanda a www.ota.org/compendium/compendium.html.

Il trattamento delle fratture di clavicola del terzo medio è di solito conservativo con l'applicazione di un bendaggio a "otto" per circa 4–5 settimane. La letteratura riporta un'alta percentuale di buoni risultati con basso tasso di pseudoartrosi. Il limite di questo presidio è rappresentato dalla compressione ascellare sul fascio vascolo-nervoso del bendaggio, che può provocare dolore locale e tumefazione dell'arto superiore con un significativo disagio per il paziente. Il trattamento chirurgico di riduzione e osteosintesi con

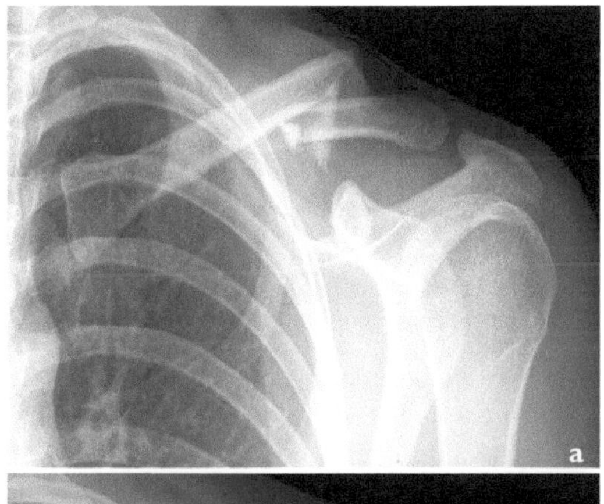

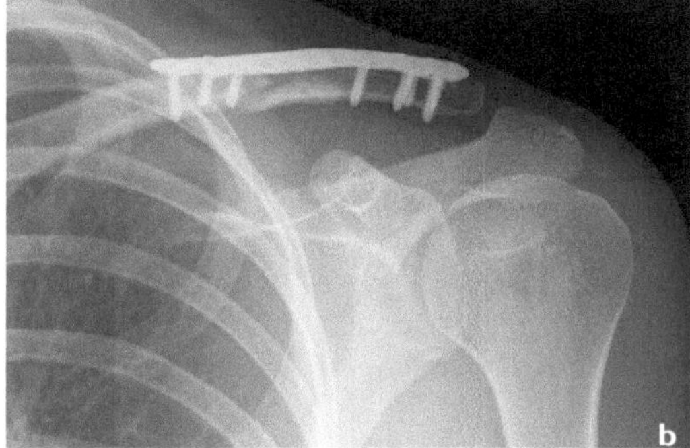

Fig. 7.2 a Frattura pluriframmentaria terzo medio clavicola; **b** riduzione e osteosintesi con placca

placca (Fig. 7.2) è indicato in caso di fratture esposte o con decubito sottocutaneo del moncone di frattura, nelle fratture bilaterali di clavicola o nel caso di pazienti giovani con alte richieste funzionali (es. sportivi agonisti).

Le conseguenze funzionali dell'accorciamento della clavicola, che possono osservarsi dopo trattamento conservativo, sono ancora controverse. Alcuni autori hanno riportato risultati non soddisfacenti in caso di accorciamenti della clavicola di 20 mm o più, mentre altri studi hanno riportato che il permanente accorciamento post-traumatico della clavicola non ha rilevanza clinica.

Quando la frattura interessa il terzo distale della clavicola (circa il 15% dei casi), bisogna distinguere la sede rispetto ai legamenti coraco-claveari (classificazione di Allman). Il trattamento chirurgico di riduzione e osteosintesi con placca o fili di Kirschner è indicato quando la frattura è mediale al conoide e trapezoide e il moncone di frattura prossimale, libero da ogni contenzione legamentosa, si scompone in direzione craniale.

Molto rara (circa il 5%) è la frattura del terzo prossimale della clavicola con possibile coinvolgimento dell'articolazione sterno-claveare che di solito viene trattata in modo conservativo.

Lussazione gleno-omerale

La lussazione di spalla è un evento molto frequente (circa il 45% del totale delle lussazioni) e avviene, di solito, in direzione anteriore (circa il 90–95% dei casi) in seguito a un trauma indiretto con la spalla in posizione abdotta, estesa ed extraruota o a un trauma diretto in direzione postero-anteriore.

Da un punto di vista anatomico, la stabilità della spalla è garantita da fattori statici e dinamici. I *fattori statici* sono:

- la versione glenoidea: la scapola è ruotata anteriormente di 30 gradi rispetto alla parete toracica, inclinata di 3–5 gradi verso l'alto e retroversa di circa 20–30 gradi;
- la versione omerale: l'angolo cervico-diafisario misura in media 130–140 gradi e la retroversione è di circa 30 gradi;
- la congruenza articolare;
- il cercine glenoideo: aumenta la concavità della fossa glenoidea e l'area di superficie di contatto con la testa omerale;
- la pressione intrarticolare negativa;
- la caspula articolare;
- i legamenti gleno-omerali superiore, medio e inferiore; quest'ultimo è il più importante, con la sua anatomia simile a un'amaca che consente una reciproca tensione della banda anteriore e posteriore durante i movimenti di extra- e intra-rotazione.

I *fattori dinamici* di stabilità sono:

- la cuffia dei rotatori: agisce in compressione sulla testa omerale mantenendo costante il centro di rotazione;
- il ritmo scapolo-omerale: l'azione coordinata e sequenziale delle articolazioni gleno-omerale, acromion-claveare, sterno-claveare e scapolo-toracica.

Nel caso di una lussazione traumatica anteriore, il paziente presenta un forte dolore in regione deltoidea con evidenti spasmi muscolari e la spalla sostenuta dal braccio contro-laterale. L'esame

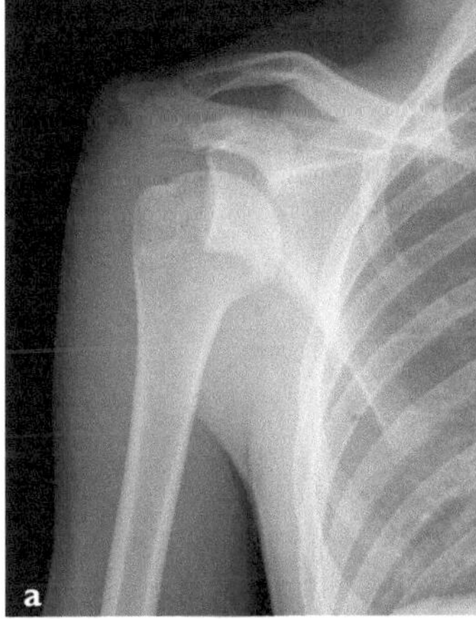

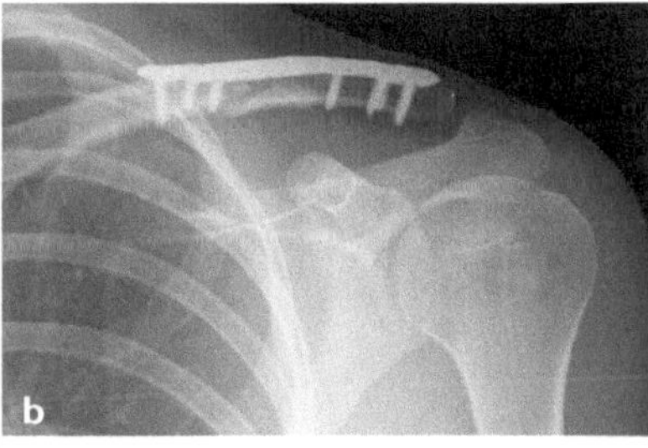

Fig. 7.3 a,b Lussazione anteriore spalla (proiezione A-P e Y)

obiettivo rivela la perdita del normale profilo della spalla con una sensazione di "vuoto" in sede sottoacromiale e un'impotenza funzionale pressoché completa. È importante eseguire una valutazione vascolo-nervosa per escludere lesioni del nervo ascellare e del plesso brachiale.

La diagnosi radiologica prevede l'esecuzione di radiografie in 3 proiezioni: antero-posteriore sul piano scapolare, "Y" o défilé del sovraspinato e transtoracica (Fig. 7.3). Un'altra proiezione utile, in alternativa alla transtoracica, per escludere lussazioni posteriori, è quella di Velpeau che può essere eseguita senza muovere il braccio.

Il trattamento prevede la riduzione chiusa della lussazione (Fig. 7.4), preferibilmente in sedazione, e l'immobilizzazione della spalla per circa 3 settimane.

Quando il primo episodio di lussazione traumatica avviene prima dei 22 anni di età, è molto probabile che si sviluppi una instabilità che richiederà un trattamento chirurgico. Invece una lussazione in persone con più di 55–60 anni determina spesso la rottura della cuffia dei rotatori.

Le possibili lesioni ossee associate a una lussazione anteriore di spalla sono:

- lesione di Hill-Sachs;
- frattura del margine antero-inferiore della glena (*bony-Bankart*);

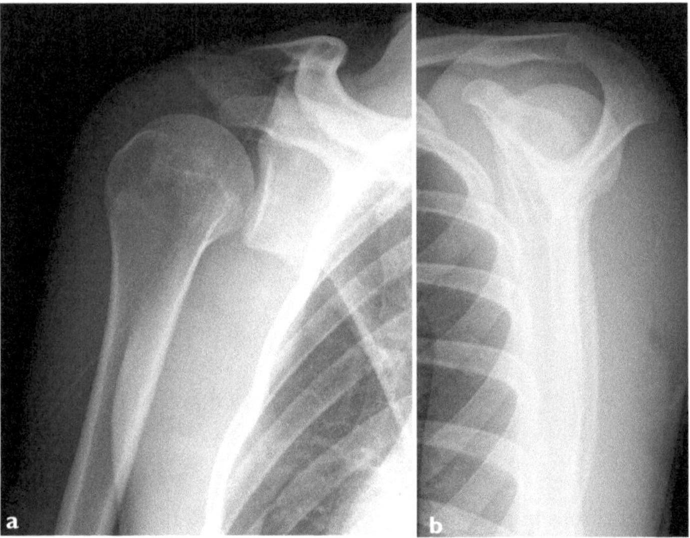

Fig. 7.4 a,b Controllo post-riduzione (proiezione A-P e Y)

- fratture della testa omerale (più frequente del trochite omerale);
- fratture dell'acromion e della coracoide (più rare).

Le lussazioni gleno-omerali posteriori sono molto più rare (5–10%) e spesso misconosciute perché non determinano evidenti deformità articolari e non provocano impotenza funzionale completa. Il meccanismo traumatico è di solito indiretto con la spalla in posizione di flessione, adduzione e intra-rotazione.

Il dato obiettivo patognomonico è la perdita della extra-rotazione, mentre la flessione e l'abduzione sono ridotte ma possibili fino almeno 90–100 gradi.

Anche in questo caso bisogna eseguire un attento esame neurovascolare e gli esami radiografici precedentemente descritti. Un'indagine TC è utile per escludere lesioni ossee della testa omerale (reverse Hill-Sachs, frattura del trochine omerale) e del margine posteriore della glena.

Il trattamento prevede la riduzione della lussazione in anestesia generale per rilassare la muscolatura ed evitare fratture da impatto del margine antero-superiore della testa omerale; l'immobilizzazione è di circa 3–4 settimane. In caso di lesioni ossee associate bisogna pianificare l'eventuale intervento chirurgico.

La lussazione gleno-omerale inferiore (*luxatio erecta*) è estremamente rara e più comune nelle persone adulte e anziane; avviene in seguito a un movimento improvviso in iperabduzione della spalla che determina il contatto fra il collo omerale e l'acromion che, facendo leva, disloca inferiormente l'omero.

Clinicamente la spalla risulta bloccata a circa 120–160 gradi di abduzione-flessione anteriore ed è presente un forte dolore in regione deltoidea. Bisogna escludere lesioni vascolo-nervose periferiche.

Una semplice radiografia della spalla in antero-posteriore è sufficiente per confermare la diagnosi. Il trattamento prevede la riduzione chiusa della lussazione in sedazione, e l'immobilizzazione della spalla per circa 3–4 settimane. Questo tipo di lussazione si associa spesso a rottura della cuffia dei rotatori e lesioni del plesso brachiale e dell'arteria ascellare (più rare).

Fratture omero prossimale

Le fratture dell'estremo prossimale dell'omero sono le più frequenti del cingolo scapolo-omerale, con un'incidenza intorno al 4–5%. I dati epidemiologici dimostrano un costante aumento di questa patologia che risulta al terzo posto, dopo femore e polso, nelle fratture da osteoporosi.

Quattro sono le strutture anatomiche principali che formano l'epifisi prossimale dell'omero: testa omerale, trochite, trochine, e calcar. Fondamentale risulta lo studio dell'integrità e dei rapporti tra queste parti e la diafisi. Le fratture possono infatti scomporsi a causa del trauma o per l'azione di diversi gruppi muscolari come la cuffia dei rotatori, il deltoide, il grande pettorale, il grande rotondo e il gran dorsale che dislocano i frammenti con la loro forza di trazione.

I meccanismi di frattura possono essere traumi diretti a basso impatto, di solito in pazienti anziani osteoporotici, e traumi ad alta energia, generalmente in pazienti giovani, in seguito a incidenti stradali o sportivi.

Dopo l'evento traumatico, il paziente lamenta dolore e tumefazione in sede deltoidea, impotenza funzionale della spalla e possibile deformità articolare. È importante eseguire una valutazione vascolo-nervosa periferica per escludere lesioni del nervo circonflesso e del plesso brachiale più frequenti in caso di fratture-lussazioni.

L'esame radiodiagnostico di primo livello è quello radiografico con le proiezioni della serie traumatica (antero-posteriore sul piano scapolare, défilé del sovraspinato o "Y" e ascellare, quando possibile). Lo studio TC risulta estremamente utile nelle fratture pluriframmentarie per valutare il grado di scomposizione dei frammenti e pianificare l'eventuale intervento chirurgico.

Per la classificazione si rimanda a www.ota.org/compendium/compendium.html.

Ogni caso deve essere valutato singolarmente in base al paziente e al tipo di frattura. Non basta, infatti, solo la classificazione della frattura per decidere il trattamento, ma bisogna tener conto dell'età anagrafica e biologica e delle richieste funzionali del paziente, del *bone stock*, della funzionalità della cuffia dei rotatori e, infine, dell'integrità del sistema vascolare per stimare il rischio di necrosi della testa omerale.

Il trattamento conservativo rimane la prima scelta nella maggioranza dei casi (80%) in quanto le fratture di spalla sono composte o minimamente scomposte e colpiscono pazienti over 65. Il trattamento prevede l'immobilizzazione della spalla con desault molle per 4–5 settimane e, successivamente, un programma riabilitativo di ripresa graduale del movimento articolare per evitare rigidità residue.

Nei casi in cui le fratture presentino una scomposizione maggiore di 10 mm e 45° di angolazione dei frammenti ossei è preferibile il trattamento chirurgico.

L'inchiodamento endomidollare con chiodo corto viene utilizzato di solito nelle fratture a 2 frammenti del collo chirurgico dell'omero, o nel caso delle fratture a tre frammenti quando il trochite omerale è sostanzialmente composto e può essere stabilizzato da una delle viti di bloccaggio prossimale del chiodo (Figg. 7.5, 7.6).

L'osteosintesi con placche a stabilità angolare viene eseguita in caso di fratture scomposte e/o instabili a più frammenti (Figg. 7.7, 7.8). L'approccio chirurgico può essere il classico deltoideo-pettorale o il trans-deltoideo, con particolare attenzione al nervo circonflesso che si trova a circa 5–7 cm dal margine laterale dell'acromion. Si stanno affermando, negli ultimi anni, le tecniche MIPO,

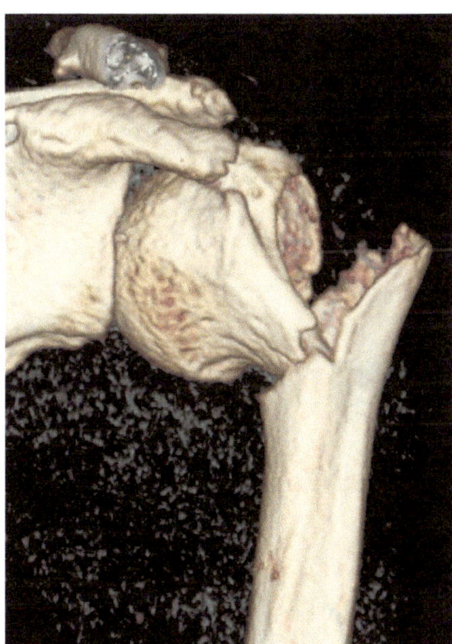

Fig. 7.5 Frattura a due frammenti epifisi prossimale omero

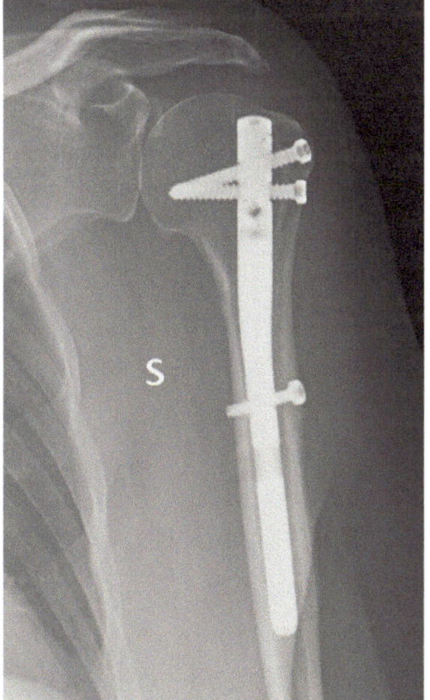

Fig. 7.6 Osteosintesi con chiodo bloccato endomidollare corto

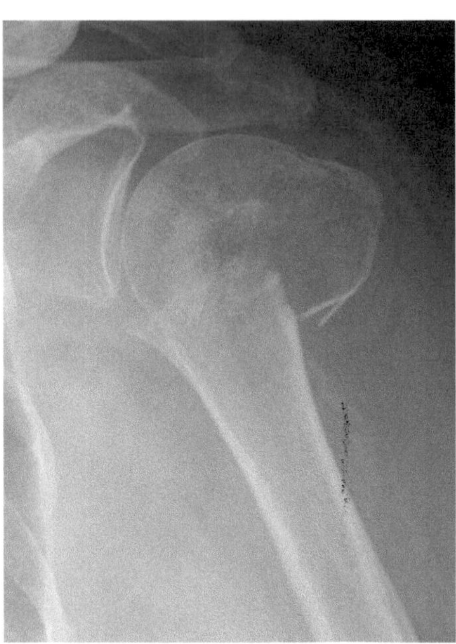

Fig. 7.7 Frattura a tre frammenti epifisi prossimale omero

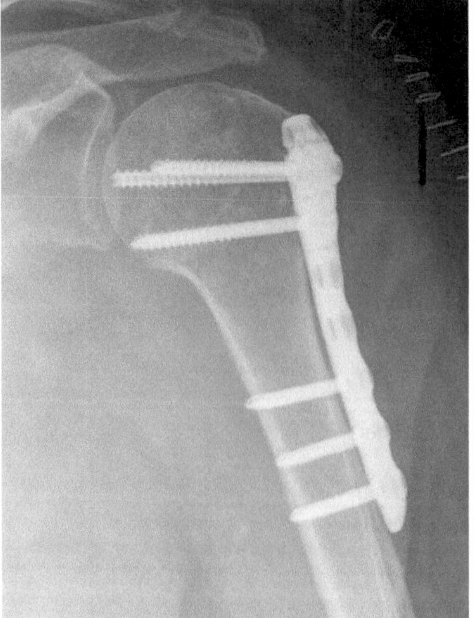

Fig. 7.8 Osteosintesi con placca a stabilità angolare

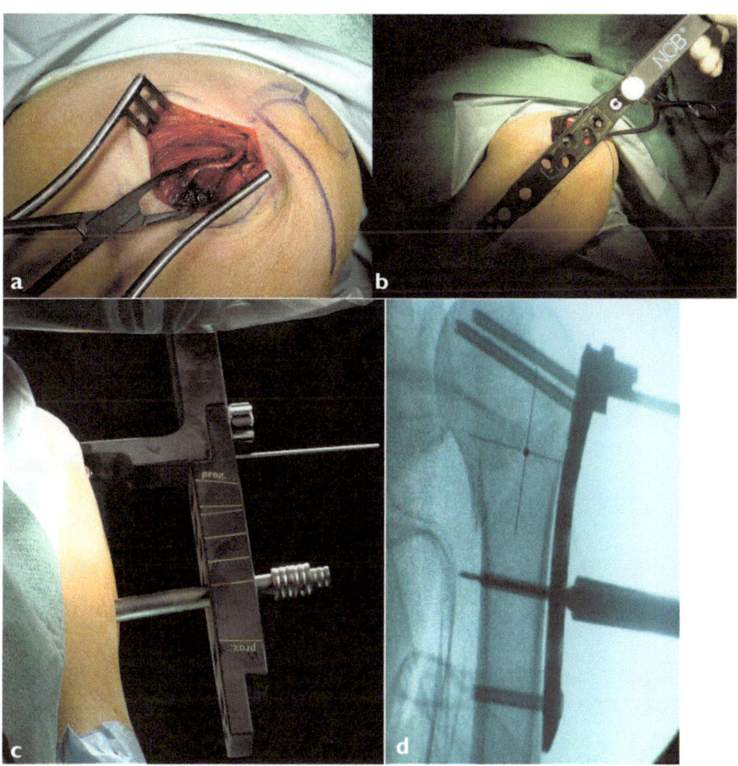

Fig. 7.9 a Accesso mini-invasivo alla spalla con split deltoideo; **b** posizionamento per scivolamento sotto deltoideo della placca a stabilità angolare secondo la tecnica MIPO; **c,d** inserimento guidato delle viti sotto controllo ampliscopico

che consentono la riduzione dei frammenti con piccole incisioni, l'inserimento della placca per scivolamento sottomuscolare (restare ben aderenti alla corticale per evitare il nervo ascellare localizzato circa 5 cm sotto la proiezione dell'acromion), l'inserimento percutaneo delle viti tramite guida cannulata connessa da un manipolo alla placca (Fig. 7.9).

In caso di fratture a tre–quattro frammenti gravemente scomposte, con alto rischio di necrosi della testa omerale, e in pazienti con più di 65 anni, può essere indicato il trattamento di sostituzione protesica. Negli ultimi anni, alla luce dei buoni risultati clinici a distanza, sono aumentate le indicazioni per la artroprotesi inversa

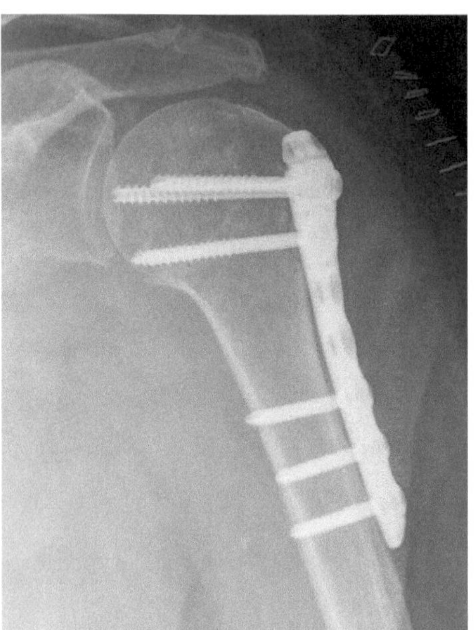

Fig. 7.10 Artroprotesi inversa spalla

caratterizzata da una superficie convessa sulla glena che si articola con una superficie concava impiantata sull'omero. La conseguente medializzazione e distalizzazione del centro di rotazione permette di migliorare la biomeccanica del muscolo deltoide e di ottenere una buona funzionalità articolare anche con gravi lesioni della cuffia dei rotatori (Fig. 7.10).

Capitolo 8
Fratture dell'omero diafisario e distale

Le fratture della diafisi omerale

Sono lesioni abbastanza frequenti, rappresentando il 3–5% di tutte le fratture, che interessano entrambi i sessi durante l'intero arco della vita, localizzate nel 50% circa dei casi a livello medio-diafisario, nel 30% a livello prossimale e nel restante 10% a livello distale. Più frequenti nei giovani le fratture tronche e pluriframmentate da trauma diretto (incidente motociclistico); viceversa, spiroidi e oblique nell'anziano per cadute accidentali con arti protesi in avanti.

Dolore, tumefazione e impotenza funzionale rappresentano i segni clinici classici, e la radiologia tradizionale, con i due radiogrammi standard ortogonali che confermano la diagnosi. Può essere presente, fin dall'inizio, un deficit del nervo radiale: è determinato, molto frequentemente, da uno stiramento (neuroaprassia, e tende a recuperare spontaneamente in 3–4 mesi; qualora concomitino ferite penetranti, ovvero in presenza di rime oblique del III distale, l'esplorazione avverrà al momento della esposizione chirurgica per la necessaria osteosintesi.

Per la classificazione si rimanda a www.ota.org/compendium/compendium.html.

Il trattamento, in linea generale, deve poter ottenere un riallineamento dei monconi (l'omero compensa bene angolazioni di 30°–40° e traslazioni fino a 1–2 cm, meno le rotazioni, in particolare quella interna), consentire la formazione del callo osseo, e permettere una rapida mobilizzazione articolare, in particolare del gomito.

Guida tascabile di traumatologia, F. Biggi
DOI: 10.1007/978-88-470-5668-8_8,

Trattamento conservativo

Può ancora trovare indicazione in queste fratture, anche se il ricorso ad apparecchio gessato toraco-brachiale è sempre meno frequente, sostituito da bendaggio tipo Velpau o Desault per 2–3 settimane, e successiva ortesi tipo Sarmiento, per ulteriori 3 settimane, allo scopo di permettere la mobilizzazione articolare. In alcuni casi può anche essere utilizzata la gomitiera pendente, specie in anziani defedati e con significative co-morbilità.

Trattamento chirurgico

È indicato nel politraumatizzato, a fronte di scomposizioni inaccettabili e tentativi di riduzione in anestesia, in presenza di frattura patologica, per scarsa compliance del paziente ad accettare tempi lunghi e possibile successivo intervento, in caso di mal consolidazione ovvero pseudoartrosi, e se presenti lesioni vascolari.

Anche per questo segmento scheletrico sono validi i principi generali della moderna osteosintesi: riduzione a cielo chiuso o con tecnica MIPO, utilizzo di mezzi di sintesi in grado di mantenere la riduzione ottenuta e favorire la biologia dell'osteogenesi ripartiva, mobilizzazione precoce e rapido reinserimento nel contesto sociale.

Inchiodamento endomidollare

Può essere effettuato sia per via anterograda che retrograda:

- *via anterograda*: il paziente giace supino in posizione semiseduta (*beach-chair*) con chirurgo a lato della spalla e amplificatore sul lato ascellare; l'incisione, di 1–2 cm, è tra il terzo anteriore e il terzo medio del deltoide, iniziando dalla proiezione dell'articolazione acromion-claveare, a identificare il rafe che viene separato consentendo un accesso diretto alla testa omerale (Fig. 8.1a). Questa viene perforata con punteruolo (Fig. 8.1b) per consentire, grazie alle opportune manovre riduttive, l'infissione del filo-guida (Fig. 8.1c); si alesa 1–1,5 mm oltre il diametro del chiodo previsto (7–8 mm sono di regola sufficienti), e lo si inserisce combinando pressione e rotazione mentre l'assistente esegue una controspinta in senso disto-prossimale dal gomito, anche per evitare diastasi tra i monco-

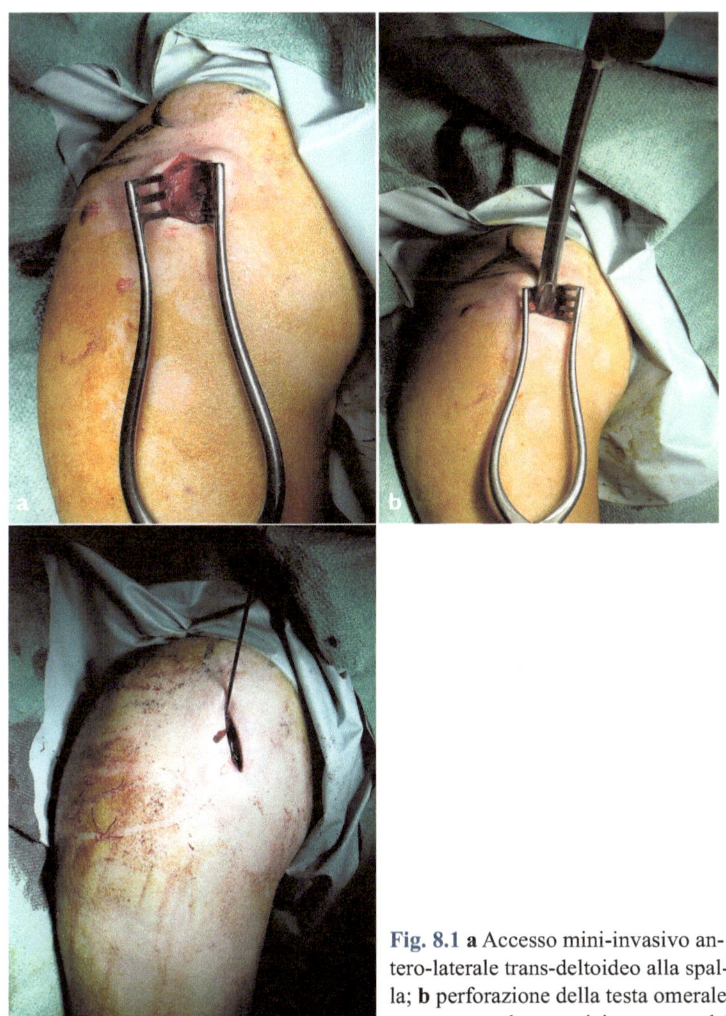

Fig. 8.1 **a** Accesso mini-invasivo antero-laterale trans-deltoideo alla spalla; **b** perforazione della testa omerale con punteruolo; **c** posizionamento del filo guida

ni. Si raccomanda il bloccaggio distale del chiodo, a contrastare i momenti rotazionali legati alle inserzioni muscolari: può essere eseguito senza bisogno di isolare il nervo radiale, tenendo conto che incrocia l'omero circa 10 cm sopra l'epicondilo (Figg. 8.2, 8.3);

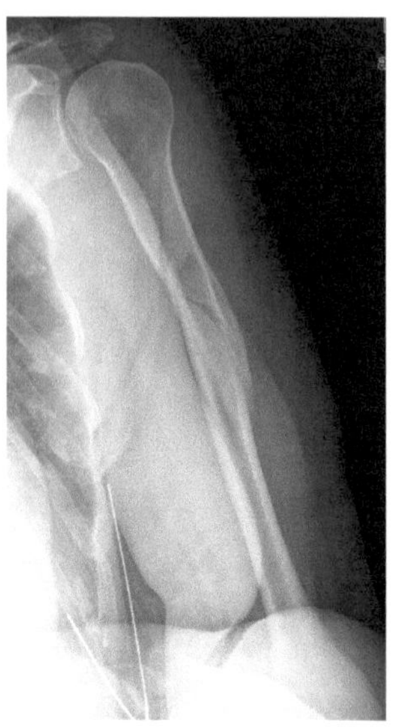

Fig. 8.2 Frattura spiroide diafisaria omero

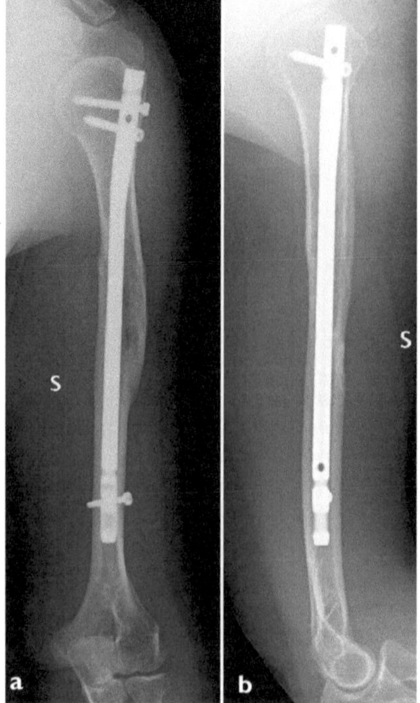

Fig. 8.3 a,b Riduzione e osteosintesi con chiodo endomidollare bloccato

- *via retrograda*: a fronte della necessità di avere il paziente prono, offre il vantaggio di posizionare il braccio su un piano radiotrasparente e facilitare, quindi, la riduzione. L'incisione, di 3–4 cm, è sovra-olecranica, si eseguono 3–4 fori successivi in senso disto-prossimale con punta da 4,5 mm e si resecano i ponti di corticale tra essi interposti a ottenere una fenestrazione unica; si inserisce il filo-guida, si alesa, e si inserisce il chiodo ricordando di flettere il gomito il più possibile. Anche in questo caso si consiglia di eseguire il bloccaggio prossimale. La ripresa funzionale può iniziare fin dal primo giorno.

Osteosintesi corticale

Necessita di accesso chirurgico laterale (via bicipitale esterna che consente di esplorare il nervo radiale) o posteriore trans-tricipitale. Recentemente, come per altri distretti, sono state proposte tecniche MIPO, con un'incisione prossimale a permettere l'inserimento per scivolamento della placca lungo la diafisi, e una distale a isolare il nervo radiale e garantire il parallelismo della placca rispetto alla diafisi. È il trattamento di scelta nelle mal consolidazioni, nelle pseudoartrosi, nella necessità di eseguire tempi vascolari o di riparazione nervosa, nelle fratture molto distali.

Fissazione esterna

Trova sicuramente indicazione in questo ambito, è di facile e rapida applicazione, soprattutto in urgenza, è al tempo stesso strumento di riduzione e di stabilizzazione, e viene rimossa ambulatorialmente senza bisogno di anestesia. Presenta i noti inconvenienti legati alla intolleranza, alla necessità di sorvegliare i tramiti delle fiches a evitare infezioni, e all'eventuale monitoraggio dell'evoluzione osteoriparativa, modulando trazione e compressione.

Le fratture dell'omero distale

Sono lesioni relativamente frequenti, circa il 2% di tutte le fratture, che possono interessare soggetti di ambo i sessi in differenti fasce di età, e richiedono, pressoché costantemente, un trattamento chirurgico per riunire la colonna laterale e quella mediale, e ricostruire la superficie articolare. La clinica è caratterizzata da dolore, impotenza funzionale, percezione di "scroscio" ai tentativi di movimento, tumefazione ed ecchimosi; la diagnosi viene confermata dai radiogrammi standard nelle due proiezioni ortogonali, ricorrendo alla TC in caso di sovvertimento delle superfici articolari. In urgenza è opportuno correggere manualmente eventuali grossolane deformità, e contenere l'arto in ortesi brachio-metacarpale. Per la classificazione si rimanda a www.ota.org/compendium/compendium.html.

Trattamento conservativo

Può essere riservato alle fratture composte o lievemente scomposte, utilizzando un apparecchio gessato brachio-metacarpale, con gomito flesso a 90° e prono-supinazione intermedia per 4–6 settimane, ricordando come il gomito tenda a irrigidirsi e a formare ossificazioni più di altri distretti articolari. Se l'osteogenesi riparativa non mostra segni tali da permettere la mobilizzazione libera, si passerà a un'ortesi articolata per tutto il periodo necessario.

Trattamento chirurgico

È funzione diretta del tipo di frattura, della localizzazione e dell'interessamento articolare. In generale, fratture della porzione epicondilare-condilare vengono ridotte con accesso esterno e stabilizzate con viti cannulate (il filo-guida funge anche da stabilizzatore temporaneo) da spongiosa da 3,5 mm; fratture della parte epitrocleare-trocleare vengono ridotte con accesso interno, previo isolamento del nervo ulnare, e stabilizzate con viti cannulate da 3,5 mm; tutte le fratture inter- e sovracondilari richiedono una esposizione più ampia, con ribaltamento dell'apparato estensore previo distacco sub-periosteo dall'ulna, ovvero osteotomia olecranica (preferibile in quanto indebolisce meno il tricipite nella sua azione di estensione dell'avambraccio). Si esegue, solitamente, una riduzione dei frammenti articolari e una fissazione temporanea con fili di Kirschner ("le fratture a più frammenti devono essere ricondotte a fratture a due frammenti", seguita da sintesi definitiva interframmentaria con viti cannulate e neutralizzazione, mediale e laterale, con placche anatomiche pre-conformate e viti da 3,5 mm (Figg. 8.4, 8.5). L'olecrano può essere stabilizzato con Zuggurtung o vite lunga da spongiosa.

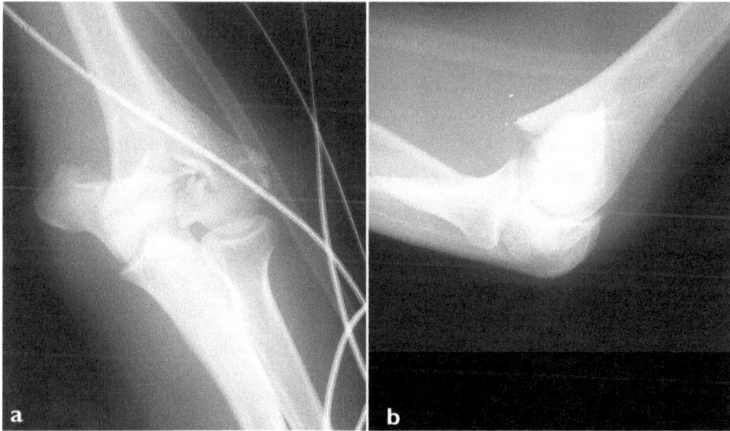

Fig. 8.4 a,b Frattura pluriframmentaria omero distale

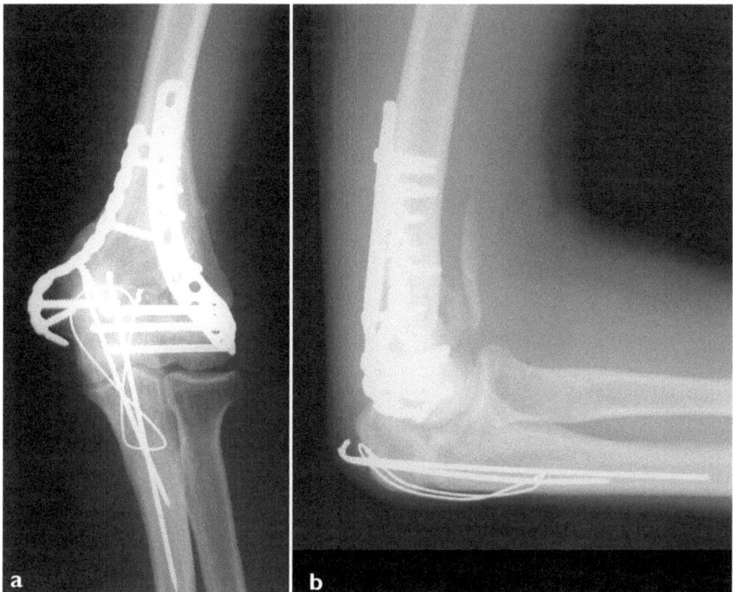

Fig. 8.5 a,b Riduzione e osteosintesi dell'omero distale con due placche e stabilizzazione dell'olecrano con Zuggurtung

La mobilizzazione, sia attiva che passiva, può iniziare dopo 24 ore, e richiedere alcuni mesi per ottenere un recupero ottimale, che possa consentire le normali attività quotidiane. I pazienti, in ogni caso, devono essere stati informati sulla possibilità che una *restitutio ad integrum* non sempre è ottenibile, e questo tanto più quanto più grave e complessa è la frattura.

Capitolo 9
Lussazioni e fratture (olecrano e capitello) del gomito

Pur facendo parte anche l'omero distale (già precedentemente trattato) dell'articolazione del gomito, consideriamo in questo capitolo l'olecrano e il capitello radiale.

Fratture dell'olecrano

Sono frequenti, rappresentando circa il 10% delle fratture del gomito, e quasi sempre determinate da cadute accidentali. La clinica è solitamente orientativa, con dolore e tumefazione periarticolare, abrasioni cutanee e talora esposizioni puntiformi, impotenza funzionale di vario grado. Solo in seguito a trauma ad alta energia può essere interessato il nervo ulnare, con neurapraxia da contusione e/o stiramento e tendenza a un recupero spontaneo in 3–4 mesi. I radiogrammi standard nelle due proiezioni ortogonali sono sufficienti a far porre la diagnosi. Per la classificazione si rimanda a www.ota.org/compendium/compendium.html.

Il trattamento, ad eccezione delle fratture composte (apparecchio gessato brachio-metacarpale, con gomito flesso a 60°–70° e prono/supinazione intermedia, per 4 settimane, è pressoché costantemente chirurgico: la superficie ossea è facilmente raggiungibile con incisione verticale e distacco sub-periosteo delle inserzioni muscolari; lo Zuggurtung (Figg. 9.1, 9.2) continua a rappresentare lo standard per la stabilizzazione; in alternativa è possibile utilizzare placche anatomiche preformate, oppure viti da spongiosa da 6,5 mm inserite nel canale midollare. La mobilizzazione può essere iniziata dopo 24 ore, e la consolidazione con buon recupero funzionale avviene, soli-

Guida tascabile di traumatologia, F. Biggi
DOI: 10.1007/978-88-470-5668-8_9, © Springer-Verlag Italia 2014

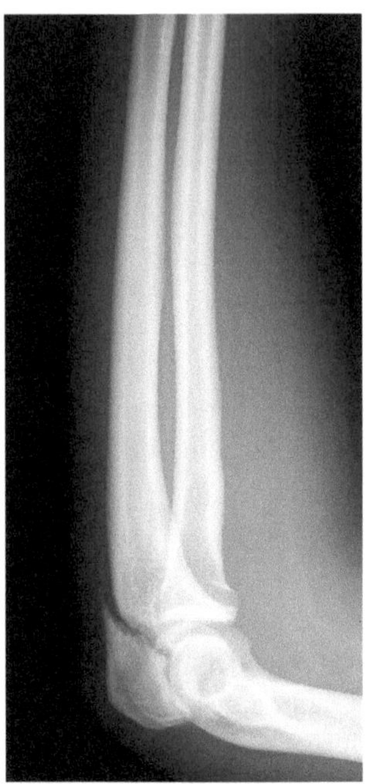

Fig. 9.1 Frattura olecranica

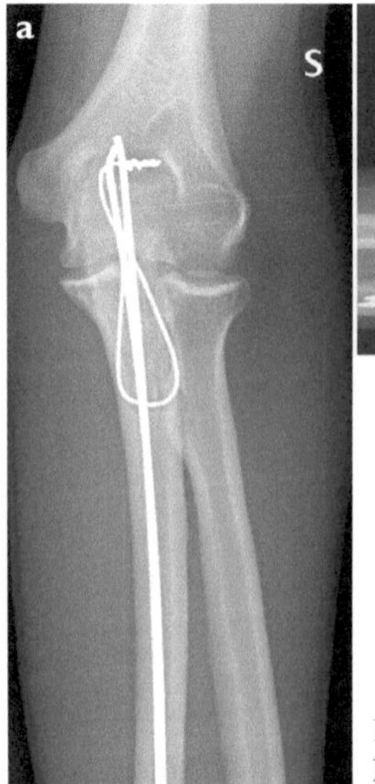

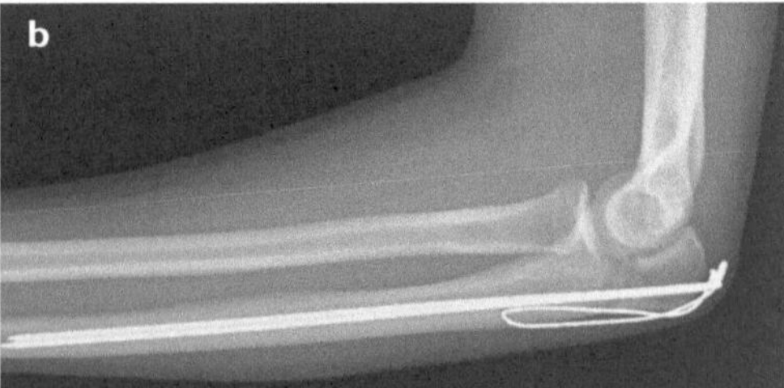

Fig. 9.2 a,b Riduzione e osteosintesi con due fili di Kirschner e cerchiaggio metallico

tamente, nell'arco di 6–12 settimane. Nonostante l'alta percentuale di buoni risultati, possono verificarsi complicazioni quali intolleranza ai mezzi di sintesi, ritardo di consolidazione, nevrite dell'ulnare.

Fratture del capitello radiale

Sono lesioni frequenti, rappresentando circa 1/3 delle fratture di gomito, e circa il 5% di tutte le fratture; avvengono, in genere, dopo caduta accidentale ad arto superiore esteso, con il condilo omerale che esercita una compressione sulla sua superficie articolare. La clinica è caratterizzata da dolore di diversa entità, articolarità limitata durante la prono-supinazione, dolorabilità elettiva localizzata; si associano spesso altre lesioni a carico dell'arto superiore, per cui è consigliabile esaminare anche spalla e polso.

I radiogrammi standard possono non essere sufficienti a porre diagnosi, per cui, in caso di ragionevole dubbio, eseguire proiezione obliqua e comparazione; in quanto frattura articolare, può essere utile, specie in presenza di frammenti liberi, eseguire una TC.

Per la classificazione si rimanda a www.ota.org/compendium/compendium.html.

Il trattamento conservativo può essere utilizzato in tutte le fratture isolate e composte, mantenendo semplicemente il braccio al collo per 7–10 giorni, e iniziando immediatamente la mobilizzazione articolare.

Il trattamento chirurgico è indicato in presenza di frammenti estesi per 1/3 o oltre dell'intera superficie del capitello (accesso laterale tipo Boyd, distacco sub-periosteo del complesso capsulolegamentoso, riduzione e stabilizzazione con vite da piccoli frammenti oppure placchetta conformata se la rima interessa il colletto); di fratture comminute (resezione in toto ed eventuale ricostruzione con protesi, specie se concomita instabilità da lesione legamentosa); di lesioni complesse tipo Essex-Lopresti (associazione di frattura del capitello e lesione della radio-ulnare distale) o Monteggia (associazione tra frattura dell'ulna e lussazione-frattura del capitello) (Figg. 9.3, 9.4).

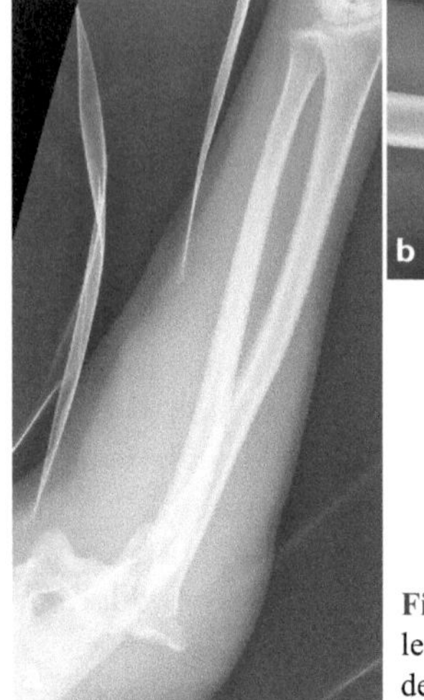

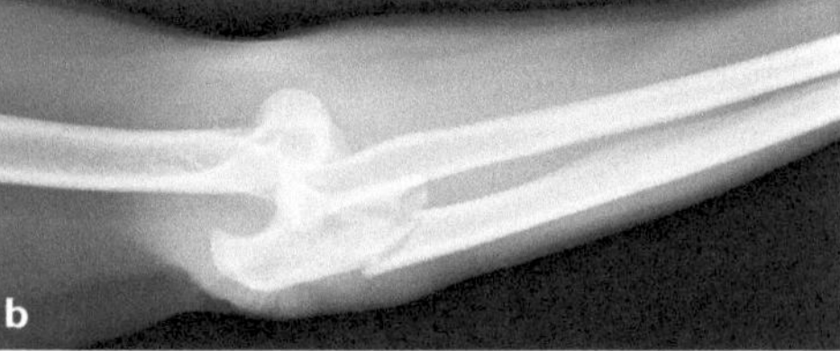

Fig. 9.3 a,b Frattura complessa del capitello radiale e dell'ulna prossimale con lussazione posteriore del gomito

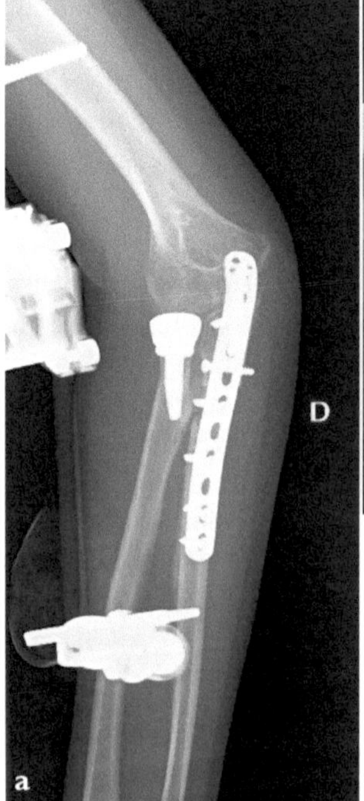

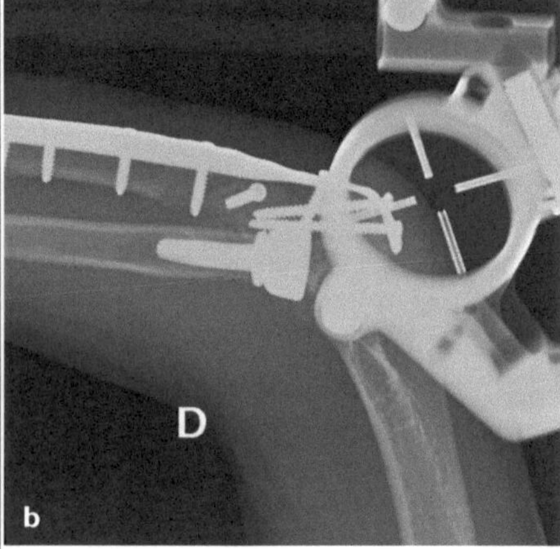

Fig. 9.4 a,b Riduzione della lussazione, osteosintesi con placca dell'ulna e sostituzione protesica del capitello radiale. Applicazione di fissatore esterno

Lussazioni

Rappresentano oltre il 20% delle lesioni traumatiche del gomito, e sono per il 90% circa posteriori. Mentre, solitamente, la lussazione pura, una volta ridotta, tende a guarire con buon recupero funzionale, quelle associate a fratture necessitano di trattamento per l'instabilità associata.

Un cenno a parte merita la cosiddetta *pronazione dolorosa* del bambino: è un quadro che spesso allarma i genitori, ma è solitamente frutto di una trazione esercitata sull'arto superiore esteso che comporta un parziale risalimento del legamento anulare che scavalca il capitello radiale. I radiogrammi sono quasi sempre non dirimenti in tal senso, e deve essere l'esperienza a guidare il trattamento che consiste in una trazione sull'avambraccio associata a pronazione e flessione del gomito, eseguendo anche una digitopressione sul capitello radiale. È poi sufficiente tenere l'arto a riposo per qualche giorno.

Capitolo 10
Fratture dell'avambraccio

Le fratture diafisarie di avambraccio sono generalmente causate da un trauma ad alta energia sia diretto (es. incidente stradale), che indiretto come per una caduta dall'alto. Le lesioni associate sono frequenti perché vengono osservate nell'ambito di polifratturato e/o politraumatizzato, e la localizzazione relativamente superficiale dei due segmenti scheletrici determina frequentemente esposizioni di vario grado (secondo distretto dopo la tibia).

La clinica è, solitamente, eclatante per presenza di grossolane deformazioni, e la radiologia standard con le due proiezioni ortogonali è sufficiente a confermare la diagnosi e a orientare il trattamento, ma sarà sempre opportuno esaminare gomito e polso per possibili lesioni associate. Per la classificazione si rimanda a www.ota.org/compendium/compendium.html.

Trattamento

È pressoché sempre chirurgico, perché le scomposizioni sono solitamente importanti, ed è essenziale ristabilire la lunghezza anatomica delle due ossa ad evitare mal consolidazioni, che riducono la prono-supinazione, e pseudoartrosi. Il trattamento conservativo può essere considerato in presenza di fratture composte, sia monostotiche che biossee, ed è basato sull'applicazione di apparecchio gessato brachio-metacarpale per 5–6 settimane, con controlli intermedi stante l'elevato rischio di scomposizione secondaria.

L'osteosintesi con placche preconformate (Figg. 10.1, 10.2), che offrono la possibilità di utilizzare viti a compressione dinami-

Guida tascabile di traumatologia, F. Biggi
DOI: 10.1007/978-88-470-5668-8_10, © Springer-Verlag Italia 2014

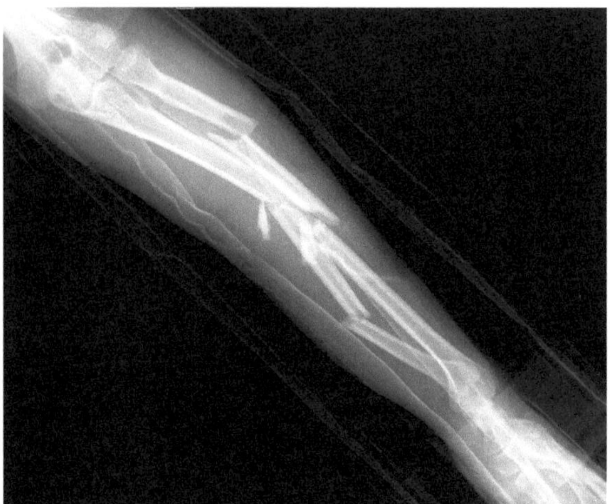

Fig. 10.1 Frattura pluriframmentaria biossea dell'avambraccio

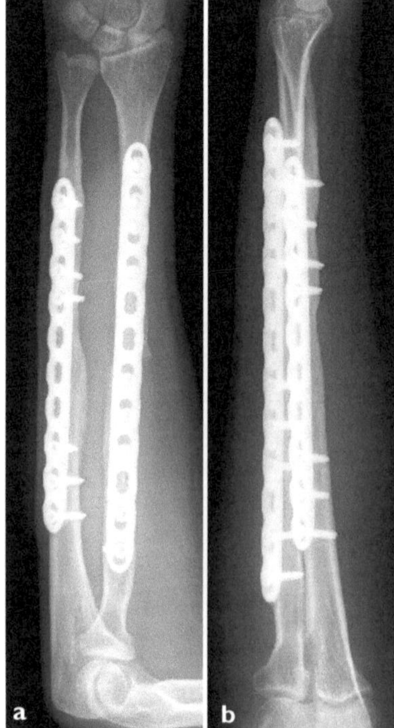

Fig. 10.2 a,b Riduzione e osteosintesi con due placche

ca da 3,5 mm oppure viti a stabilità angolare, rappresenta la scelta di base, perché consentono il ripristino della lunghezza delle due ossa evitando possibili sublussazioni delle articolazioni radio-ulnare prossimale e distale; l'allineamento rotazionale; e la conservazione della conformazione arcuata del radio, essenziale per la prono-supinazione dell'avambraccio. L'approccio chirurgico è duplice, iniziando sempre dal lato ulnare (essendo questo il segmento che determina la lunghezza dell'avambraccio) per passare poi a quello radiale, e sfruttando il piano di clivaggio intermuscolare che separa, da ambo i lati, la loggia dei flessori da quella degli estensori del carpo, posizionando le placche preferibilmente sul lato volare che è maggiormente coperto dalle masse muscolari. È opportuno utilizzare placche lunghe, con almeno 3 viti bicorticali su ogni moncone, ed è possibile iniziare la mobilizzazione dopo 24 ore.

Frattura-lussazione di Monteggia

Associa una frattura della diafisi ulnare alla lussazione del capitello radiale, ed è causata, oltre che da un urto diretto, da una sollecitazione assiale dell'avambraccio a gomito flesso, con pronazione forzata. La diagnosi è radiografica, e il trattamento chirurgico: riduzione e osteosintesi dell'ulna con placca e viti da 3,5 mm che determina, pressoché sempre, una riduzione stabile del capitello radiale.

Frattura-lussazione di Galeazzi

Associa una frattura della diafisi radiale tra terzo medio e terzo distale alla lesione dell'articolazione radio-ulnare distale, ed è causata, per lo più, da una caduta ad avambraccio esteso. La radiologia standard è sufficiente a porre diagnosi, avendo cura di osservare, a livello distale, la presenza dei segni di interessamento radio-ulnare: frattura dello stiloide ulnare, allargamento dello spazio radio-ulnare in A-P, sublussazione dell'ulna in L-L, e un accorciamento del radio superiore a 5 mm. Il trattamento è chirurgico: riduzione e osteosintesi con placca e viti da 3,5 mm e mobilizzazione precoce; se permane un'instabilità, solitamente dorsale, dell'articolazione, sarà necessario stabilizzare temporaneamente radio e ulna con un filo di Kirschner, utilizzare un gesso brachio-metacarpale per 4 settimane e quindi iniziare la riabilitazione.

Floating elbow

È il termine anglosassone utilizzato per l'associazione di frattura diafisaria dell'omero con frattura dell'avambraccio, lesione solitamente presente nel politraumatizzato per trauma ad alta energia. La diagnosi è radiografica, la valutazione vascolare e neurologica è importante, il trattamento è chirurgico, stabilizzando inizialmente l'avambraccio per poter eseguire le manovre riduttive sull'omero.

Capitolo 11
Le fratture distali del radio

Le fratture distali del radio sono fra le lesioni più comuni. La loro incidenza, riportata approssimativamente, è 1 su 500 persone e ammonta a circa 1/6 di tutte le fratture viste in pronto soccorso. Esiste una distribuzione bimodale, con un picco in adolescenza e uno nella popolazione più anziana. Revisioni di tali lesioni hanno documentato che almeno il 50% è composto da fratture intra-articolari che coinvolgono sia l'articolazione radiocarpica sia la radioulnare distale, oltre alla frattura radiale metafisiaria. Diversamente dalle altre fratture peri- e intra-articolari, il trattamento standard, in larga parte, è rappresentato dalla riduzione a cielo chiuso e immobilizzazione in apparecchio gessato; peraltro, la migliore definizione delle lesioni anatomo-patologiche e la valutazione a distanza di alcune sequele invalidanti hanno determinato un più frequente ricorso alle tecniche di osteosintesi, grazie anche a materiali e strumentari dedicati.

La parte distale del radio ha due funzioni meccaniche principali: è una piattaforma su cui la mano e il carpo poggiano, ed è l'unità mediante la quale mano e avambraccio ruotano rispetto all'asse ulnare. Tali movimenti avvengono tramite diverse articolazioni con carpo e parte distale dell'ulna. Le fossette concave articolari di scafoide e semilunare sono separate da una cresta centrale a definire aree distinte per l'articolazione con trapezio e capitato, rispettivamente. Il bordo ulnare consiste nell'incisura sigmoidea, che si articola con la testa dell'ulna, a formare l'articolazione radio-ulnare distale, che rappresenta il vero e proprio asse centrale di rotazione dell'avambraccio.

Guida tascabile di traumatologia, F. Biggi
DOI: 10.1007/978-88-470-5668-8_11,

La superficie palmare del radio presenta l'inserzione dei legamenti volari radio-carpali e della capsula, è piatta e ricoperta dal muscolo pronatore quadrato; quella dorsale, convessa, della meno sviluppata capsula dorsale e dei legamenti radio-carpali dorsali, con una sporgenza palpabile (tubercolo di Lister) che funziona da fulcro per il tendine dell'estensore lungo del pollice. L'articolazione radio-ulnare distale è stabilizzata dal complesso fibro-cartilagineo triangolare (CFCT), che provvede anche a completare l'articolazione ulno-carpale. Il CFCT comprende anche un disco articolare dello spessore di 1–2 mm, che si estende dalla parte distale dell'incisura sigmoidea alla base dello stiloide ulnare. Il radio distale presenta un'inclinazione di 22° circa sul piano coronale, e di 11° sul piano sagittale; l'ulna è, solitamente, più corta rispetto al radio. Il polso è un'articolazione molto mobile, capace di oltre 160° di flesso-estensione, e concorrendo ai 180° di rotazione dell'avambraccio.

La maggior parte delle fratture distali del radio è causata da una caduta in avanti con arto superiore esteso nel tentativo di proteggersi; possono altresì verificarsi in traumi da sport, in ambiente di lavoro o domestico, per traumatismi minori su terreno osteoporotico.

La clinica è sicuramente indicativa: dolore, tumefazione, impotenza funzionale e deformità di grado differente del polso portano alla esecuzione di radiogrammi standard nelle due proiezioni ortogonali, sulla base dei quali viene instaurato il trattamento: a scopo puramente pratico, la scomposizione più frequentemente osservata mostra dorsalizzazione e radializzazione del moncone epifisario radiale (frattura di Colles); alternativamente flessione palmare e ulnarizzazione (frattura di Goyrand-Smith), oppure presenza di grosso frammento dislocato volarmente o dorsalmente, con sublussazione del carpo ad esso connesso (frattura di Barton). La frattura dello stiloide radiale è denominata frattura di Hutchinson. L'esecuzione della TC può essere indicata in presenza di fratture articolari in soggetti giovani e attivi.

Per la classificazione si rimanda a www.ota.org/compendium/compendium.html.

Trattamento

Esistono dei principi generali da ricordare:
- tutte le fratture scomposte devono comunque essere ridotte e

immobilizzate, anche se si prevede un intervento chirurgico;
- la consolidazione rappresenta la regola, la pseudoartrosi è eccezionale;
- la mal consolidazione è frequente, soprattutto nell'anziano, ma non comporta invalidità.

Trattamento conservativo

La prima fase nel trattamento conservativo di tutte le fratture distali del radio è la riduzione chiusa. La riduzione può essere più facilmente tentata sotto anestesia locale (blocco ematoma), mediante infiltrazione di 10 ml circa di lidocaina. La riduzione dovrebbe essere effettuata essenzialmente per trazione assiale coadiuvata da riduzione della deformità specifica mediante una pressione manuale sopra i frammenti di frattura. In seguito alla riduzione, il polso deve essere immobilizzato con un gesso brachio-metacarpale. Dopo l'immobilizzazione, la ripetizione di radiogramma in due proiezioni dovrebbe essere effettuata per controllare l'adeguatezza della riduzione. La riduzione anatomica consente di migliorare i risultati funzionali in queste lesioni; in particolare, potremmo definire i seguenti criteri per una riduzione accettabile:
- alterazione in inclinazione volare non maggiore di 10°;
- accorciamento radiale non superiore a 2 mm;
- alterazione in inclinazione radiale non maggiore di 5°;
- dislivello articolare non superiore a 1–2 mm in caso di estensione particolare della frattura.

Qualora la riduzione della frattura non raggiungesse tali standard, si dovrebbe tentare un'ulteriore riduzione oppure propendere per un trattamento chirurgico con riduzione a cielo aperto e fissazione interna o esterna. Se si ottiene la riduzione della frattura, si deve scegliere un metodo sicuro per mantenerla. Consideriamo instabili le fratture intra-articolari ampiamente scomposte con frammentazione volare o dorsale, angolazione dorsale oltre i 20° e osteoporosi nei pazienti anziani. L'instabilità della frattura è connessa molto strettamente con la scomposizione iniziale della frattura, specialmente con accorciamenti maggiori di 5 mm e frammentazione dorsale. Inoltre, le lesioni al margine articolare (fratture di Barton e Chauffeur), quelle scomposte in senso palmare e con minuta extra-articolari (frattura di Smith), nonché quelle ad alta energia vanno stabilizzate. In seguito a una riduzione accettabile, l'immobilizzazione in gesso è il metodo più seguito e protratto per 4–6 settimane. La perdita di riduzione è l'insidia più comune del trattamento chirurgico e i pazienti devono essere monitorati radiograficamente durante le prime due settimane. Una seconda complicanza del trattamento conservativo di questi pazienti è la perdita di movimento di spalle, gomito e mano ipsi-laterali. È importante per la mano e le dita una precisa tecnica di confezionamento del gesso che lasci le articolazioni metacarpofalangee (MP) libere. Un'attenzione precoce al controllo dell'edema con sollevamento dell'arto.

Trattamento chirurgico

Riduzione chiusa e gesso

Indicazione: fratture composte, fratture riducibili stabili extra-articolari, fratture riducibili stabili ultra-articolari. *Tecnica*: blocco ematoma (o anestesia regionale), trazione, riduzione manuale, stecca o gesso. *Anatomia*: nessuna posizione ideale di immobilizzazione, evitare l'eccessiva flessione e ulnarizzazione del polso, alcuni autori sostengono l'immobilizzazione anche del gomito per le prime tre settimane. *Rischi*: riduzione inadeguata, perdita della riduzione, disuso e rigidità dell'arto superiore.

Inchiodamento percutaneo (*pinning*)

Indicazione: lesioni riducibili, instabili extra-articolari con frammentazione dorsale, fratture riducibili intra-articolari semplici. *Tecnica*: riduzione chiusa, inserimento di filo di Kirschner sotto guida radioscopica, immobilizzazione in gesso o stecca. *Anatomia*: potrebbero essere usate le tecniche d'inchiodamento radiale, trans-ulnare o intra-focale; evitare tendini e nervi superficiali durante l'inserimento. *Rischi*: scomposizione della frattura, lesione da filo tendinea o nervosa, dislocazione, rottura o infezione del filo, disuso e rigidità dell'arto superiore.

Fissazione esterna

Indicazione: fratture instabili extra-articolari con frammentazione

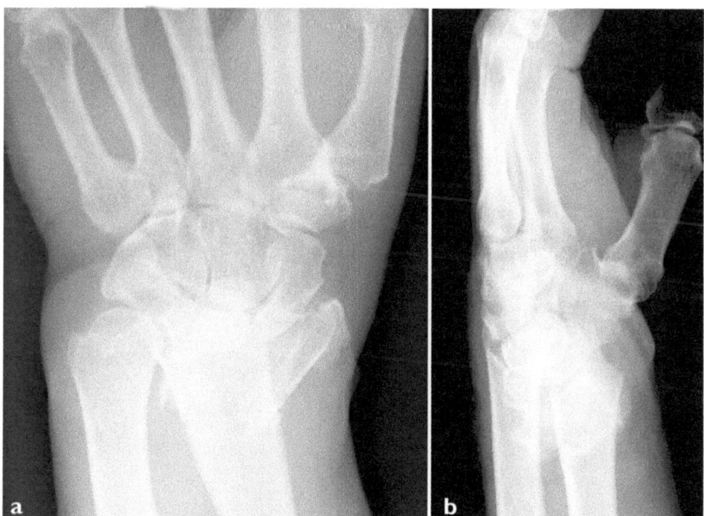

Fig. 11.1 a,b Frattura pluriframmentaria meta-epifisaria distale di radio

dorsale o bi-corticale, fratture instabili intra-articolari senza rotazione volare di frammenti, fratture che hanno vanificato riduzione chiusa e gesso, fratture esposte. *Tecnica*: inserimento di fiches al livello del secondo metacarpale e del radio prossimale alla frattura, applicazione del fissatore esterno, riduzione della frattura, riduzione aperta limitata supplementare, inchiodamento percutaneo e/o innesto osseo per riduzione del frammento articolare (Figg. 11.1, 11.2). *Anatomia*: per le fiches radiali, attenzione all'estensore radiale del carpo e al brachio radiale lungo, evitare il nervo radiale superficiale, attenzione all'arteria inter-ossea dorsale al livello del secondo metacarpale. *Rischi*: mancata riduzione anatomica, infezione nella sede di applicazione delle fiches, lesioni tendinee o nervose all'inserzione delle fiches, disuso e rigidità dell'arto superiore con o senza neuropatia del mediano o distrofia simpatica riflessa associate.

Riduzione aperta e fissazione interna

Indicazione: fratture al margine articolare, fratture comminute instabili intra-articolari, fratture con frammentazione corticale volare, fratture con estensione meta-diafisaria. *Tecnica*: approccio

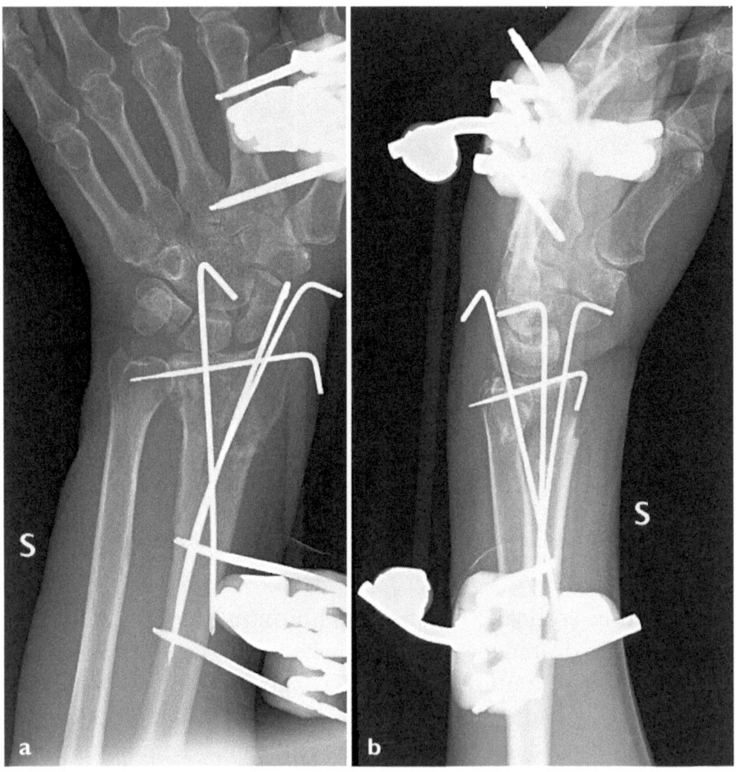

Fig. 11.2 a,b Riduzione e osteosintesi con fili di Kirschner e fissatore esterno

dorsale, volare o combinato in base all'anatomia della frattura e al danno dei tessuti molli, scelte di fissazione interna con vari tipi di placche (viti a stabilità angolare), se molto comminuta o osteoporotica combinare con la fissazione esterna (Fig. 11.3, 11.4). *Anatomia*: attraverso esposizione dorsale o adiacente all'estensore del terzo comparto, esposizione volare attraverso il pavimento del flessore radiale del carpo o approccio esteso al tunnel carpale tra mediano e tendini flessori. *Rischi*: lesione iatrogena nervosa vascolare o tendinea, insuccesso della fissazione con perdita della riduzione, riduzione inadeguata, infezione della ferita, disuso dell'arto superiore con o senza neuropatia del mediano o distrofia simpatica riflessa associate.

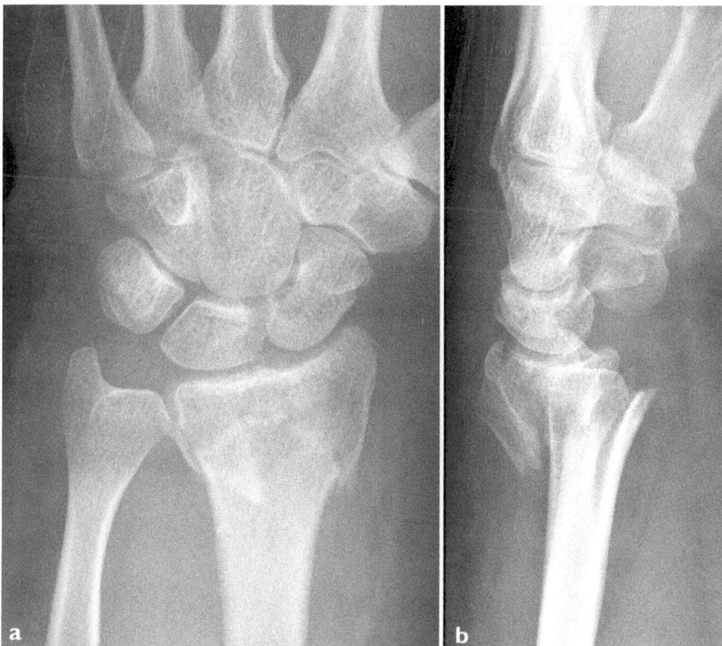

Fig. 11.3 a,b Frattura meta-epifisaria distale di radio

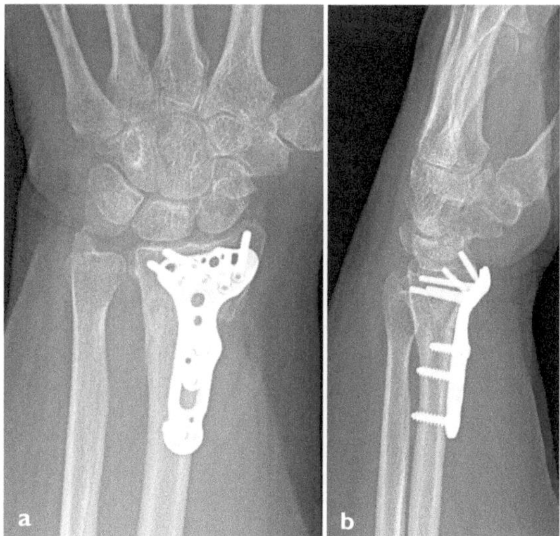

Fig. 11.4 a,b Riduzione e osteosintesi con placca

Capitolo 12
Fratture e lussazioni del carpo

Fratture dello scafoide

Anatomia

La sede unica dello scafoide nel carpo lo rende vulnerabile a fratture e dislocazioni. Con una piena estensione del polso, come quando si cade, lo scafoide si estende fino a che il suo asse longitudinale è pressoché parallelo al longitudinale del radio e i poli prossimale e distale sono bloccati dai vincoli ossei e legamentosi delle rispettive file carpali. Di conseguenza, la forza di compressione della caduta è concentrata attraverso la sua stretta parte mediana non articolare. Le fratture si verificano, inoltre, prossimalmente con il polso in estensione.

La vascolarizzazione dello scafoide è scarsa. Esistono due apporti vascolari maggiori: uno sopporta il tubercolo scafoideo, mediante le perforanti della branca palmare dell'arteria radiale, e l'altra penetra la cresta dello scafoide dorsale non articolare alla sua parte mediana. Il flusso intra-osseo è soprattutto retrogrado e circa il 75% dell'apporto ematico dello scafoide emana dalla perforante della cresta dorsale. Ecco perché spesso le fratture dello scafoide sono complicate da necrosi avascolare del frammento prossimale, mancata consolidazione e a volte collasso. L'incidenza della necrosi vascolare del frammento prossimale dello scafoide è inversamente proporzionale alla sua dimensione ed è di circa il 20%.

Le funzioni normali dello scafoide sono di neutralizzare i carichi compressivi attraverso il polso che, se incontrastato, porterebbe le linee prossimale e distale in direzioni opposte e provocherebbe una deformità da collasso (instabilità del frammento dorsale inter-

Guida tascabile di traumatologia, F. Biggi
DOI: 10.1007/978-88-470-5668-8_12, © Springer-Verlag Italia 2014

posto). La grandezza delle fratture di scafoide è soggetta a stress di taglio elevati dovuti a questi movimenti rotatori opposti. L'incapacità di neutralizzare con efficacia queste forze mediante gesso o fissazione interna porta all'eventuale collasso palmare del focolaio di frattura e a un'elevata incidenza di consolidazione. Altri fattori che agiscono in modo avverso sulla guarigione della struttura di scafoide includono la localizzazione intra-articolare della frattura, il grado iniziale della scomposizione, la presenza della frammentazione e ogni lesione legamentosa o ossea associata.

Risconti clinici

Nel contesto di una lesione del polso in iperestensione, la dolorabilità della tabacchiera elettronica indica una frattura dello scafoide anche in presenza di radiogrammi apparentemente normali. Dolore e gonfiore potrebbero essere minimi: spesso i pazienti non si presentano per le cure per settimane o mesi, dopo che è avvenuta la lesione. La cedevolezza sui poli prossimale e distale e la riduzione entro il range di mobilità del polso sono segni clinici utili, e la presentazione iniziale si sovrappone con quella della lesione legamentosa del polso.

Studi radiologici

I radiogrammi del polso laterale obliquo e postero-anteriore mostreranno adeguatamente una struttura scomposta di scafoide. Immagini standard normali, nel contesto di un esame indicativo di una frattura di scafoide, indurrebbero a ulteriori proiezioni radiografiche comprendenti radiogramma postero-anteriore con deviazione ulnare di 30° (proiezione per scafoide) e pellicole deviate verso l'ulna, con un'angolazione craniale di 15° del tubo. L'angolazione aumentata del semilunare sul radiogramma laterale (oltre un'inclinazione dorsale di 15°) è un indice prognostico scarso, indicativo di angolazione della frattura o interruzione del legamento scafo-lunare, ognuno dei quali ha l'incidenza della consolidazione mancata o difettosa dell'80% con il solo trattamento in gesso. Spostamenti di 1 mm o più su ogni radiogramma rappresentano un segno prognostico negativo per il trattamento conservativo. Di grande significato prognostico è la sede della frattura: frammenti piccoli del polo prossimale sono associati con l'incidenza più alta di necrosi avascolare e mancata consolidazione. Ripetere i radiogrammi per scafoide dopo 10–14 giorni dal trattamento conservativo mostrerà, di solito, una linea di frattura dello scafoide più evidente come risultato del riassorbimento osseo in sede di lesione. Immagini TC forniscono dimostrazione ineguagliabile dell'anatomia della frattura. Il ricorso alla RMN è più spesso utilizzato nelle lesioni inveterate per definire il danno vascolare.

Trattamento conservativo

Le indicazioni per il trattamento a cielo chiuso comprendono le fratture stabili e non scomposte di parte mediana o polo distale senza lesioni osseo-legamentose associate. Controindicazioni relative al trattamento conservativo includono le fratture del polo prossimale, le fratture ipsi- o controlaterali distali di radio o gomito, il politrauma, le lesioni inveterate (oltre le 6 settimane) e l'inclinazione dorsale del semilunare. Controindicazioni assolute per il trattamento conservativo comprendono la scomposizione irriducibile, la marcata angolazione o inclinazione dorsale del semilunare e lussazione associata di piramidale e semilunare. Si ricorre a immobilizzazione con gesso brachio-metacarpale con primo dito incluso per 4–6 settimane, seguito da gesso antibrachio-metacarpale con primo dito per un analogo periodo. Un gesso corto è accettabile per le fratture del polo distale.

Necrosi avascolare

L'evidenza radiografica della densità aumentata del polo prossimale potrebbe essere presente anche prima di 4 settimane dopo la lesione. Gli studi RMN potrebbero aiutare a confermare un sospetto clinico di osteonecrosi. Le attuali indicazioni sono di trattare le fratture acute non scomposte che mostrano una densità aumentata del polo prossimale, scopo un'immobilizzazione in gesso per 10–12 settimane. Alcuni autori hanno difeso l'uso della stimolazione con campi magnetici pulsati per almeno 3 mesi in fratture composte con poli prossimali avascolari.

Trattamento chirurgico

Le decisioni in merito all'approccio chirurgico e al tipo di fissazione si dovrebbero basare sulla sede di frattura e il grado di scomposizione. In genere, la marcata flessione dei frammenti dello scafoide mostra una frammentazione palmare che è quella maggiormente indicata per un approccio volare con un innesto osseo. I piccoli frammenti del polo prossimale sono di solito fissati internamente per via dorsale. La concomitante interruzione del legamento scafolunare o la lussazione del piramidale demanda spesso a un approccio combinato.

Approccio palmare

Per la via palmare un intensificatore di brillanza è obbligatorio. Un'incisione a mazza di hockey di 5–7 cm è centrata sul tubercolo dello scafoide, decorrendo prossimalmente lungo il tendine del flessore radiale del carpo. La scelta della fissazione interna va dal semplice filo di K all'applicazione della placca, alla fissazione intra-midollare con viti standard e specifiche per scafoide (vite di Herbert e sue varianti). La forma peculiare e l'orientamento obliquo dello scafoide ostacolano il corretto posizionamento di un mezzo intra-midollare nell'asse centrale dell'osso. Malgrado tecnicamente sia il metodo più semplice di fissazione interna, l'uso del filo di K non è abbastanza rigido da permettere il movimento e deve essere supportato dall'immobilizzazione gessata con primo dito incluso.

Approccio dorsale

Per l'approccio dorsale, un'incisione trasversa di 3 cm a 1 cm dalla base del margine dorsale del radio consente un'adeguata esposizione per fratture semplici del polo prossimale dello scafoide. Attenzione è posta per identificare e preservare le branche dorsali dei rami sensitivi del radiale. Il retinacolo degli estensori è sezionato sopra il secondo e terzo compartimento. Per questa via, la fissazione interna prevede il ricorso a viti dedicate.

Lussazioni del carpo

Anatomia

Il complesso movimento del carpo potrebbe essere semplificato molto mediante il raggruppamento delle file prossimale e distale. Fitte reti legamentose ancorano la fila distale (trapezio, trapezoidale, capitato e uncinato) ai metacarpi che, insieme, potrebbero essere immaginati come un singolo segmento della "mano". Interposto tra il segmento della mano e il radio e l'ulna (il segmento dell'avambraccio) è il segmento "intercalato", o filiera carpale prossimale, composta da scafoide, semilunare e piramidale. In condizione normale, le ossa della filiera prossimale ruotano in modo sincrono: se il polso si estende o l'ulna devia, lo scafoide, il semilunare e il piramidale estendono. L'opposto avviene se il polso avviene o devia radialmente. Diversamente, la fila distale del carpo permette circa 25° di movimento rispetto alla filiera prossimale, limitato dai legamenti inter-ossei scafo-lunare e ulno-piramidale. L'interruzione dei legamenti intrinseci dissocia la filiera prossimale dal carpo e crea una cinematica anormale portando, infine, a dolore e artrosi. I legamenti estrinseci maggiori, o capsulari, attraversano le file carpali limitando il movimento tra di esse. L'interruzione dei legamenti estrinseci può da sola determinare un'alterata cinematica; se però si associa a una lesione degli intriseci, vi sarà una completa destabilizzazione del carpo.

Instabilità progressiva perilunare

Una sequenza prevedibile di lesioni legamentose accade iniziando con la lesione del legamento inter-osseo scafo-lunare e, progredendo, giunge alla completa lussazione del semilunare. Lussazioni peri-lunari (stadio 3) e lussazioni del semi-lunare (stadio 4) rappresentano le massive interruzioni dei legamenti carpali e richiedono un trattamento sollecito e aggressivo. I pazienti con lussazioni del peri-lunare o del semi-lunare, generalmente di presentano con edema imponente e radiogrammi rivelano grossolane interruzioni della normale architettura. Oltre il 25% delle lussazioni di carpo non è notato nel quadro iniziale.

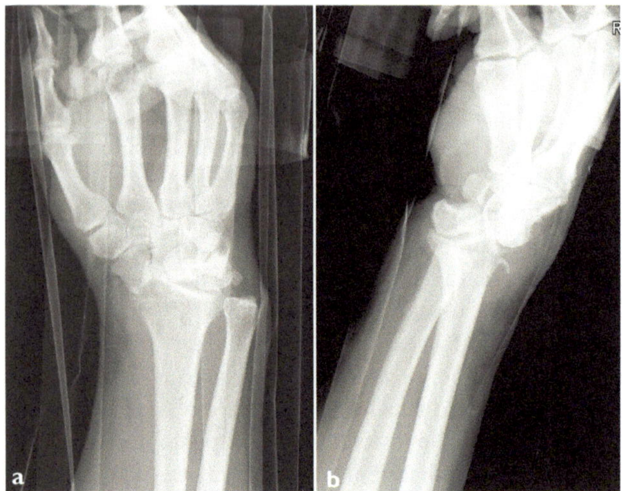

Fig. 12.1 a,b Lussazione trans-scafo-perilunata polso

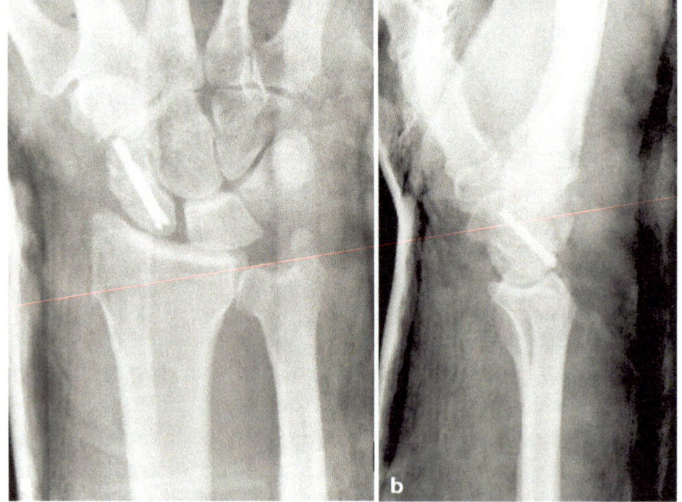

Fig. 12.2 a,b Riduzione e osteosintesi con vite cannulata dello scafoide

È raccomandata la riduzione attenta e chiusa, seguita dalla riparazione chirurgica dei legamenti estrinseci e intrinseci lacerati mediante un approccio combinato dorso-volare (Fig. 12.1, 12.2). Le ossa del carpo sono fissate nella posizione anatomica per 4–6 settimane. L'esito è di solito scarso, a causa dell'elevata energia della lesione e dell'interruzione massiva dell'architettura del carpo. La dissociazione scafo-lunare è la lesione legamentosa del polso più comune. Una dissociazione scafo-lunare non trattata porta a flessione anormale dello scafoide e a un collasso compensatorio del carpo. L'allineamento anormale del carpo induce a una riduzione nell'area di contatto radio-scafoidea. L'evoluzione porta a degenerazioni con collasso avanzato scafo-lunare (SLAC). Le alterazioni degenerative sono prima confinate all'articolazione radio-scafoidea ma arrivano a coinvolgere tutta la medio-carpica. Il meccanismo di lesione nella dissociazione scafo-lunata è, di solito, una caduta con il polso in iperestensione. Per i pazienti che si presentano 6 settimane e più oltre la lesione, i sintomi potrebbero includere un dolore persistente e perdita del movimento. L'esacerbazione del dolore con la presa di forza e sintomi di rumore sordo, schioccante, suggeriscono la lesione di SLIL. Lo *shift test* dello scafoide di Watson risulterà di solito positivo. Per realizzare questo test l'esaminatore applica un carico diretto dorsalmente sul tubercolo dello scafoide e palpa per la sublussazione dolorosa dello scafoide durante la deviazione da ulnare a radiale.

Studi radiologici

Proiezioni radiografiche dedicate dovrebbero includere una postero-anteriore (supinata) a pugno chiuso, postero-anteriore in deviazione radiale e ulnare, nonché proiezioni laterali in flessione ed estensione. Radiogrammi analoghi del polso contro-laterale agevolano la definizione della patologia. Uno spazio scafo-lunare di 1–2 mm più grande di quello opposto suggerisce una lesione del SLIL. Ulteriori studi prevedono l'esecuzione di TC e, soprattutto, RMN.

Trattamento

Il trattamento per la dissociazione scafo-lunare è basato sul tempo della diagnosi dopo la lesione. Metodi di trattamento acuto includono la riduzione chiusa e il gesso, l'inchiodamento percutaneo, la riduzione aperta e la riparazione legamentosa, nonché la riparazione del legamento.

Capitolo 13
Fratture e lussazioni della mano

Le lesioni dello scheletro della mano sono molto comuni, a causa dell'esposizione vulnerabile dell'estremità nelle attività lavorative e sportive. La mano è usata per difesa nelle cadute e aggressivamente in liti ed è spesso sfruttata in gestualità di frustrazione. Una chiara comprensione della complessa relazione anatomica delle componenti scheletriche e dei tessuti molli della mano è richiesta per trattare tali lesioni. Un attento esame delle estremità deluciderà l'esatta natura del danno. Il trattamento delle fratture o lussazioni metacarpali e falangee è diretto a eliminare le deformità scheletriche e le ostruzioni ossee durante la guarigione mentre si permette una precoce mobilizzazione articolare e lo scivolamento tendineo per evitare retrazioni e aderenze. Sebbene la maggior parte delle fratture della mano possa essere trattata incruentemente, innovazioni nei mezzi di fissazione interna ed esterna in miniatura stanno allargando le indicazioni per gli interventi chirurgici.

Anatomia e patogenesi relative

Le fratture e le lussazioni della mano richiedono un preciso ripristino dell'anatomia normale e attenzione ai danni dei tessuti molli per evitare di alterare l'unità funzionale. Fratture della falange distale, per esempio, sono spesso associate con lesioni delle strutture specifiche del piano e del letto ungueale. Alla base della falange distale sono situate le inserzioni del flessore profondo delle dita volarmente e dorsalmente rispetto all'inserzione del tendine estensore. Fratture di avulsione di questi tendini richiedono un'attenzione specifica.

Guida tascabile di traumatologia, F. Biggi
DOI: 10.1007/978-88-470-5668-8_13,

Lo scivolamento centrale del meccanismo estensore si inserisce al lembo prossimale dorsale della falange media, laddove il flessore superficiale delle dita ha un'inserzione ampia lungo la diafisi volare della falange media. La falange prossimale è ricoperta dal cappuccio estensore dorsalmente. Gli interossei sono palmari ai legamenti intermetacarpali e hanno inserzioni sulla base della falange prossimale. Queste relazioni rendono conto di prevedibili insiemi di scomposizione e angolazione delle fratture della mano.

Le fratture prossimali falangee mostrano tipicamente un apice di angolazione palmare come risultato di uno squilibrio di forze generate dai tendini flessore ed estensore. Gli interossei flettono il frammento prossimale, laddove il cappuccio estensore agisce per accorciare e angolare ulteriormente l'osso. L'angolazione palmare progressiva della falange prossimale accorcia effettivamente la lunghezza scheletrica (soprattutto dorsale), risultando in un meccanismo estensore inadeguato e un ritardo estensore. L'angolazione delle fratture medio-falangee dipende dalla sede della frattura. Le fratture al quarto prossimale della falange angolano con l'apice dorsale come risultante della trazione non bilanciata dello scivolamento centrale. Le fratture medie possono angolare dorsalmente o palmarmente. Le fratture al quarto distale angolano con l'apice palmare come risultato della grande forza di flessione del superficiale sul frammento prossimale.

L'apice di angolazione dorsale della diafisi è tipico delle fratture metacarpali a causa della trazione degli interossei. I metacarpi estremi (indice e mignolo) sono più facili da accorciare, fino a che non hanno l'effetto di sostegno per i metacarpi adiacenti che agiscono come supporto tramite i legamenti intermetacarpali. Le fratture della diafisi metacarpale e falangea possono essere classificate in gruppi di fratture: trasversa, obliqua, spirale e comminuta. Le forze di carico assiale si hanno generalmente in fratture trasverse. Forze di torsione danno sia i tipi a spirale sia obliqui. L'impatto diretto spesso provoca fratture comminute e accorciate.

A causa dell'anatomia articolare, la capsula e i legamenti collaterali dell'articolazione MP sono in massima estensione in posizione di massima flessione. Quindi, quando steccate o ingessate, le articolazioni MP dovrebbero essere posizionate in flessione per evitare contratture. Le articolazioni interfalangee diventano più facilmente rigide in flessione; così dovrebbero essere immobilizzate in estensione.

Riscontri iniziali, esame obiettivo e diagnosi

Accurati anamnesi ed esame obiettivo sono importanti nella valutazione di ogni frattura della mano. Una minuziosa anamnesi chiarisce periodo e causa della frattura o lussazione e mette in allarme il medico circa la vera somiglianza di altre lesioni. Le scelte di trattamento potrebbero essere influenzate dall'occupazione del paziente, dalla manualità, dalla necessità d'uso e dall'aspettativa estetica.

L'esame della mano identificherebbe l'area di massima dolorabilità, la sede di eventuali ferite aperte, la condizione di tutti i tendini flessori ed estensori e lo stato neurovascolare. La valutazione delle dita per deviazione radioulnare, angolazione volo-dorsale e lunghezza dovrebbe essere fatta sia clinicamente che radiograficamente. L'allineamento rotatorio deve essere assicurato clinicamente, qualora i radiogrammi fossero positivi. Se l'esame clinico è difficile a causa del dolore, si può ricorrere ad anestesia digitale o blocco al polso per consentire un esame completo attivo e passivo.

Studi radiologici

I radiogrammi dovrebbero sempre comprendere proiezioni antero-posteriore, laterale e obliqua di dito e metacarpo coinvolti. Per le fratture metacarpali, proiezioni pronate e supinate a 10° possono aiutare a visualizzare l'indice e il quinto metacarpo, rispettivamente. A causa della sovrapposizione delle dita in proiezione laterale della mano, si raccomanda un ventaglio laterale in cui le dita sono flesse in un'importanza in crescendo da radiale a ulnare, prevenendo la sovrapposizione della dita. Per le fratture intra-articolari, le proiezioni obliqua e di Brewerton potrebbero aiutare a valutare le superfici articolari. A volte la TC e la tomografia potrebbero essere necessarie per meglio visualizzare le lesioni intra-articolari.

Trattamento. Fratture falangee

Trattamento conservativo

Le fratture extra-articolari falangee distali sono di solito trattate a cielo chiuso con stecche di protezione. Il trattamento delle fratture distali delle falangi è delineato e ogni problema associato risulta dalla lesione dei tessuti molli, come i danni al letto ungueale, la perdita di tessuto e i neuromi. In uno studio, oltre il 70% dei pazienti a 6 mesi di follow-up continuava ad avere disturbi funzionali, dolore, disturbi di sensibilità e anomalie ungueali, o meno di 45° di flessione articolare interfalangea distale (DIP) attiva.

Le fratture a martello sono avulsioni ossee dell'inserzione del tendine estensore alla base della falange distale. La maggioranza delle fratture a martello andrebbe trattata incruentemente con stecche in estensione per 6–8 settimane. Convenzionalmente, il trattamento chirurgico è riservato per fratture a martello che mostrano sublussazione dell'articolazione DIP, malgrado buoni risultati con il trattamento conservativo siano stati riportati nonostante la sublussazione dell'articolazione o la quantità della scomposizione del frammento osseo.

È importante distinguere i tipi di frattura stabili dagli instabili nel trattamento iniziale di una frattura di falange. Fratture non scomposte tendono ad essere stabili e possono, di solito, essere immobilizzate per 3 settimane prima di iniziare gli esercizi per il range di movimento. A volte, la frattura scivolerà e una ripetizione del radiogramma andrebbe fatta dopo parecchi giorni e a intervalli settimanali assicurare il mantenimento dell'allineamento.

Le fratture scomposte possono essere ridotte sotto anestesia di blocco digitale. Non sono accettati oltre 10° di angolazione su ogni piano di frattura diafisaria di falange prossimale o media né alcun malallineamento rotatorio. Il dito può essere immobilizzato in stecche digitali modellabili o in stecche a valva o può essere bendato al dito adiacente se può essere iniziata precocemente con sicurezza la mobilizzazione. L'immobilizzazione bloccherebbe le articolazioni metacarpofalangee (AMP) in flessione massima e le interfalangee in estensione per evitare contratture capsulari. La mobilizzazione attiva inizierebbe non dopo 4 settimane e preferibilmente a 3, se la stabilità clinica e la guarigione lo permettono. Segni radiografici di consolidazione ritardano la guarigione clinica e non sarebbero usati come indice per iniziare gli esercizi per il range di movimento.

Trattamento chirurgico

Il trattamento di scelta per fratture diafisarie instabili di falange è la fissazione con chiodi. Se la riduzione aperta è necessaria, allora la fissazione interna rigida è preferita, poiché facilita la mobilizzazione attiva precoce e migliora il risultato funzionale. È stato dimostrato che la fissazione interna delle fratture di mano usando viti, bendaggio in tensione o placca e viti riduceva l'incidenza della rigidità articolare e le aderenze tendinee. Sono possibili sia gli approcci medioassiale sia quelli con incisione lungo l'estensore dorsale.

La fissazione esterna offre vantaggi nel trattamento di certe fratture falangee. Indicazioni per la fissazione esterna includono il trauma con tessuto molle molto contaminato, ferite d'arma da fuoco, fratture intra-articolari importanti, perdita di segmenti ossei e fratture molto comminute. Sono preferite inserzioni mediolaterali, eccetto nella parte prossimale della falange prossimale, dove un'inserzione dorsolaterale è usata a causa delle costrizioni di spazio. I risultati conclusivi funzionali dipendono dalla gravità della lesione iniziale. I vantaggi della fissazione mini-esterna nelle fratture delle dita includono una minima o non chirurgica esposizione del focolaio di frattura, adeguata stabilità e abilità di manipolare in seguito una frattura malridotta o scomposta.

Trattamento. Lesioni dell'articolazione interfalangea prossimale

Trattamento conservativo

Lussazioni dorsali pure dell'interfalangea prossimale (PIP) sono le lesioni articolari più comuni della mano. L'interposizione del piano volare potrebbe non frequentemente necessitare di una riduzione aperta. Una volta ridotta, l'articolazione PIP è di solito stabile e può essere immediatamente immobilizzata con un bendaggio con il dito adiacente. Lo sviluppo di una contrattura di flessione è la complicazione più comune a lungo termine.

Le lussazioni palmari sono lesioni più rare e gravi che, a volte, includono la rottura del legamento collaterale prossimalmente e l'interruzione del tendine centrale. Le bande laterali o il tendine centrale si interpongono spesso nell'articolazione, impedendo la riduzione. Se la piena estensione attiva della PIP può essere ottenuta dopo la riduzione, allora può essere iniziata una precoce mobilizzazione. Se il paziente non può eseguire la piena estensione attiva, allora la rottura dello scivolamento centrale dev'essere occorsa e la PIP andrebbe immobilizzata in massima estensione e trattata come una lesione chiusa a occhiello.

Le fratture-sublussazioni e lussazioni all'articolazione PIP si riscontrano sia dorsalmente, come lembo volare delle fratture, che volarmente, con avulsione dorsale delle fratture all'inserzione dello scivolamento centrale. Le fratture-lussazioni dorsali sono di solito lesioni da compressione assiale, possono essere comminute e spesso coinvolgono una porzione sostanziale della superficie articolare volare. Uno steccaggio di riduzione ed estensione in moderata flessione può normalmente mantenere l'articolazione ridotta quando meno del 40% della superficie articolare è fratturata.

Fratture-lussazioni volari con avulsioni dello scivolamento centrale andrebbero trattate come una lussazione pura volare e la stecca statica andrebbe confezionata in massima estensione per la componente a occhiello. Il trattamento chirurgico sarebbe considerato solo quando non può essere ottenuta e mantenuta la riduzione dell'articolazione.

Trattamento chirurgico

Quando una riduzione congruente di una frattura-lussazione dorsale non può essere mantenuta dopo la riduzione, andrebbero considerate l'artroplastica del piano volare come descritta da Eaton e Malerich o la fissazione interna del frammento se fosse largo a sufficienza. L'artroplastica provvede a una moderazione volare per la sublussazione dorsale e riemerge una superficie articolare volare irregolare e deficitaria.

Le fratture intra-articolari alla base della falange media dissociate con avulsioni o lussazioni possono essere trattate con fili di K percutanei o viti se i frammenti sono sufficientemente grandi. Una frammentazione importante o la depressione della superficie articolare potrebbero necessitare di fissazione esterna statica, fissazione esterna a cardine o stecche di trazione dinamica. Sia le fratture mono- che bicondilari della falange prossimale sono soggette sia a fissazione con filo di K che fissazione con minivite. Il piatto minicondilare è anche stato usato per fratture intra-articolari.

Alternative di trattamento per articolazioni PIP non recuperabili non vengono prese in considerazione. Artrodesi, artroplastica silastic e artroplastica interposizionale ripristinano tutte lunghezza e stabilità, ma sacrificano molto o del tutto la mobilità. Swanson impiantò mezzi a cardine in acuto per fratture intra-articolari non recuperabili ottenendo una media di range di movimento attivo di soli 29° nell'articolazione PIP.

Trattamento. Fratture metacarpali

Trattamento conservativo

Le fratture del collo metacarpale sono la risultante del carico assiale contro un pugno chiuso e la maggior parte coinvolge l'anello e le piccole dita. La maggior parte degli autori sarebbe d'accordo che ogni deformità rotatoria o in deviazione laterale del metacarpo andrebbe corretta. È stata descritta l'immobilizzazione con stecche, gessi e tutori funzionali.

La maggioranza delle fratture diafisarie metacarpali può essere efficacemente tratta con riduzione chiusa e steccaggio esterno. Sebbene l'angolazione delle fratture diafisarie metacarpali sia generalmente ben tollerata, la riduzione andrebbe considerata in fratture angolate oltre i 30°. I metodi di trattamento tradizionali hanno sempre coinvolto l'immobilizzazione di polso e dita o, come nelle fratture falangee, blocchi in stecche d'estensione dorsale per mantenere il polso in estensione e le articolazioni MP in flessione.

Trattamento chirurgico

Il trattamento chirurgico è raccomandato in fratture del collo metacarpale con malallineamento rotatorio o *ad latus* e fratture abbastanza angolate da provocare una prominenza dorsale con deformità estetica. In fratture diafisarie metacarpali ogni malallineamento rotatorio non è ben tollerato. Solo 5° di rotazione provocano 1,5 cm di sovrapposizione del dito.

La fissazione aperta o percutanea delle fratture diafisarie metacarpali è indicata per fratture instabili, fratture intra-articolari scomposte, fratture aperte scomposte, fratture multiple e fratture con perdita ossea o concomitante lesione dei tessuti molli. Malgrado lo standard per la fissazione delle fratture diafisarie metacarpali sia stata la fissazione percutanea con fili di K, la fissazione aperta con sistemi miniaturizzati di fissazione interna AO è sempre più usata. Circa il 10% delle fratture metacarpali (e falangee) sono o irriducibili alla manipolazione chiusa o non adatte all'inchiodamento percutaneo e richiedono il trattamento a cielo aperto. Con le nuove miniviti e microviti e placche per la fissazione rigida, è possibile la mobilizzazione precoce del dito. Per riduzioni aperte, sono raccomandati approcci chirurgici lineari dorsali.

La fissazione esterna dei metacarpi è indicata per fratture aperte, fratture gravemente comminute e fratture con grave lesione del tessuto molle e perdita ossea. I vantaggi e gli svantaggi sono simili a quelli menzionati per la fissazione esterna delle fratture falangee; tuttavia, i risultati funzionali sono generalmente migliori nelle fratture delle falangi.

Le fratture alla base dei metacarpali sono relativamente stabili; ciononostante, qualora vi sia un malallineamento rotatorio minore a tale livello, sarà maggiormente ampliato alle punta delle dita e interferirà con la funzione. Le fratture in questa regione sono di solito la risultante di lesioni da schiacciamento, ma potrebbero anche essere dovute ad avulsione dell'estensore radiale breve o lungo del carpo alla base dei metacarpali medi o dell'indice.

Trattamento. Lesioni articolari delle articolazioni metacarpofalangee e carpometacarpali

Lesioni delle articolazioni MP sono meno comuni di quelle dell'articolazione interfalangea prossimale, ma un risultato scarso a tale articolazione può avere un effetto profondo sulla funzione della mano. Piccole avulsioni legamentose dell'osso possono spesso essere trattate a cielo chiuso nell'indice attraverso le piccole dita.

Le lussazioni dell'articolazione MP sono tipicamente dorsali. Semplici lussazioni possono generalmente essere ridotte con la trazione e la manipolazione, a causa dell'interposizione del piano volare e l'effetto a cappio dei lombricali su un sito dei tendini flessori, su un altro sito del collo metacarpale. Per tali lussazioni irriducibili, si raccomanda la riduzione aperta mediante un approccio volare.

Le fratture e lussazioni delle articolazioni carpometacarpali (CMC) delle dita sono relativamente rare e sono spesso diagnosticate tardi per via di radiogrammi inadeguati in sede di prima valutazione. Sono di solito la risultante di lesioni a elevata energia. L'edema e la dolorabilità locale sopra le articolazioni dovrebbero evocare i sospetti del chirurgo. Queste lussazioni possono spesso essere trattate con riduzione chiusa e inchiodamento percutaneo; tuttavia, la riduzione aperta usando un approccio chirurgico dorsale potrebbe essere necessaria quando ci sono frammenti di frattura o tessuto legamentoso interposti.

Trattamento. Fratture e lussazione del pollice

Le fratture delle falangi del pollice andrebbero valutate e trattate nello stesso modo delle fratture delle dita. Le fratture del metacarpale del pollice sono, tuttavia, diverse da quelle degli altri metacarpali. Fratture diafisarie sono rare a causa della mancanza di strutture che fissano la parte prossimale del metacarpo. Le forze sono trasmesse attraverso la diafisi rigida alla più morbida base spongiosa, dove avvengono fratture metafisarie e intra-articolari. Un'angolazione della base delle fratture extra-articolari di oltre 30° è ben tollerata per via dell'ampio movimento compensatorio disponibile all'articolazione CMC. Un'angolazione eccessiva, comunque, può risultare in ipertensione di adattamento all'articolazione MP.

L'articolazione trapezio-metacarpale è un'articolazione altamente specializzata disegnata per consentire il notevole movimento richiesto per pinza, stretta e opposizione mentre l'articolazione che resiste alle forze di compressione che sono ampliate più di 10 volte mediante il metacarpo del pollice. Le fratture e le lussazioni all'articolazione basilare del pollice sono dovute a una forza assiale diretta attraverso una diafisi metacarpale parzialmente flessa. Una frattura di Bennett è una frattura intra-articolare con un frammento volare metacarpale. Una frattura di Rolando è, essenzialmente, una frattura a T o Y intra-articolare che è spesso comminuta e risulta da una grande forza lesionante. I frammenti volari in entrambe le configurazioni di frattura restano adesi al legamento obliquo anteriore, mentre la base della diafisi è deviata in direzione dorsale e radiale dalla trazione dell'adduttore lungo del pollice e il metacarpo distale è addotto dal muscolo adduttore del pollice.

Il disaccordo sul trattamento di queste fratture si accentra sulla quota accettabile di scomposizione intra-articolare. Studi di follow-up delle fratture di Bennett e Rolando non trovano correlazioni tra incongruità articolare e osteoartrosi post-traumatica. Si consiglia, comunque, la precisa ricostruzione della superficie articolare mediante riduzione aperta, se necessaria.

Anche le lussazioni dell'articolazione carpometacarpale del pollice sono rare. Sebbene la riduzione dell'articolazione sia relativamente semplice, il mantenimento della stessa può essere problematico. L'immobilizzazione in abduzione, estensione e pronazione stabilizza meglio l'articolazione. L'inchiodamento percutaneo per 4 settimane potrebbe essere necessario per mantenere la riduzione. L'instabilità cronica dell'articolazione trapezio-metacarpale potrebbe richiedere la stabilizzazione con ricostruzione del legamento come descritto da Eaton e Littler.

Trattamento. Fratture aperte e infezione

L'abbondante vascolarizzazione della mano rende le fratture aperte meno suscettibili alle infezioni di quanto non siano altre fratture aperte; le quote variano fra 6 e 11%. Le frequenze d'infezione sono significativamente aumentante in presenza di grossolana contaminazione di ferita, lesione da schiacciamento estesa scheletrica e del tessuto molle, malattia sistemica o un ritardo nel trattamento oltre le 24 h. Tuttavia, ritardi nel trattamento di più di 12 h non aumentano l'incidenza d'infezione o influenzano l'esito. Il numero d'infezioni non è aumentato dalla presenza di fissazione interna, chiusura immediata della ferita, ferita ampia, o lesioni tendinea, nervosa e vascolare. La chiusura ritardata della ferita è ancora raccomandata per ferite aperte con contaminazione grossolana.

Capitolo 14
Traumi della pelvi

Le fratture dell'anello pelvico rappresentano la seconda causa di morte, dopo le lesioni craniche, in seguito a eventi traumatici ad alta energia, essendo circa due terzi associate a lesioni vascolari e di organi interni, nonché a fratture in altri distretti a configurare quell'entità clinica nota come *politraumatizzato*. È costituito dal sacro e dalle due ossa innominate (costituite da ileo, ischio e pube), dalle articolazioni sacro-iliache posteriormente, e dalla sinfisi pubica anteriormente. Essenziali, per la sua stabilità verticale e rotazionale, sono i complessi legamentosi sacro-iliaco anteriore e posteriore, sacro-tuberositario e sacro-spinoso, mentre concorrono in misura inferiore i legamenti inter-pubici, ileo-lombari e lombo-sacrali: parleremo, quindi, di *lesioni stabili* (assenza di deformazione e/o motilità preternaturale dopo sollecitazione meccanica) e *instabili* (aperte ed extra-rotate, chiuse e intrarotate, verticali). È importante ricordare che una lesione della sinfisi determinerà una diastasi inferiore a 2,5 cm; della sinfisi e del legamento sacro-spinoso una diastasi superiore a 2,5 cm con extrarotazione; se a questi si aggiungono sacro-tuberoso e sacro-iliaco, si avrà dislocazione verticale e posteriore.

Il danno anatomo-patologico è alla base della classificazione, più nota e utilizzata, di Tile che distingue:

- *Tipo A*: lesioni stabili (A1 avulsioni ossee, A2 fratture composte dell'osso innominato, A3 fratture del sacro);
- *Tipo B*: lesioni instabili rotazionali e stabili verticali (B1 "*open book*", B2 compressione ipsilaterale, B3 compressione contro laterale "*bucket-handle*");

Guida tascabile di traumatologia, F. Biggi
DOI: 10.1007/978-88-470-5668-8_14, © Springer-Verlag Italia 2014

- *Tipo C*, lesioni instabili rotazionali e verticali (C1 unilaterale, C2 bilaterale, C3 associata a frattura acetabolare).

Una lesione della pelvi deve sempre essere quantomeno sospettata, fin dal primo soccorso sul luogo dell'incidente, in presenza di incidente motociclistico o caduta dall'alto; stato di shock per verosimile emorragia retroperitoneale; deformazioni del bacino e asimmetria degli arti; ematomi o lacerazioni in sede scrotale, delle grandi labbra e perineale; sanguinamenti dall'uretra, dalla vagina e dall'ano. Da questo potrà dipendere la vita del paziente, semplicemente applicando una fascia/guaina compressiva attorno al bacino, per ridurre i volumi e favorire il tamponamento, consentendo altresì le pratiche rianimatorie e di medicina d'urgenza secondo lo schema ABCDE (*Airways, Breathing, Circulation, Disability, Exposure*). Una volta che le procedure salva-vita avranno stabilizzato il paziente, durante il trasporto o dopo l'arrivo in Pronto Soccorso, si procederà alla diagnosi, eseguendo radiogrammi standard del bacino, della colonna vertebrale e di altri segmenti scheletrici potenzialmente interessati, nonché una Angio-TC, utile a evidenziare eventuali lesioni vascolari e viscerali. I principali segni radiografici, che devono far pensare a una lesione instabile, sono uno spostamento della sacro-iliaca in qualsiasi direzione superiore a 5 mm; la frattura dei processi trasversi di L5; la frattura del sacro, specie laterale; l'avulsione delle spine ischiatiche; qualsiasi gap osseo posteriore invece di una impattazione.

Trattamento conservativo

È possibile in tutte le lesioni stabili (tipo A, tipo B con diastasi della sinfisi inferiore a 2,5 cm), e si basa sul riposo per 3–4 settimane, con deambulazione possibile utilizzando stampelle e carico sfiorante.

Trattamento chirurgico

Dobbiamo distinguere tra: 1) *trattamento in urgenza a paziente emodinamicamente instabile*; e 2) *trattamento definitivo a paziente stabilizzato*:

1. è necessaria l'applicazione di un fissatore esterno anteriormente tale da permettere una compressione in senso latero-mediale

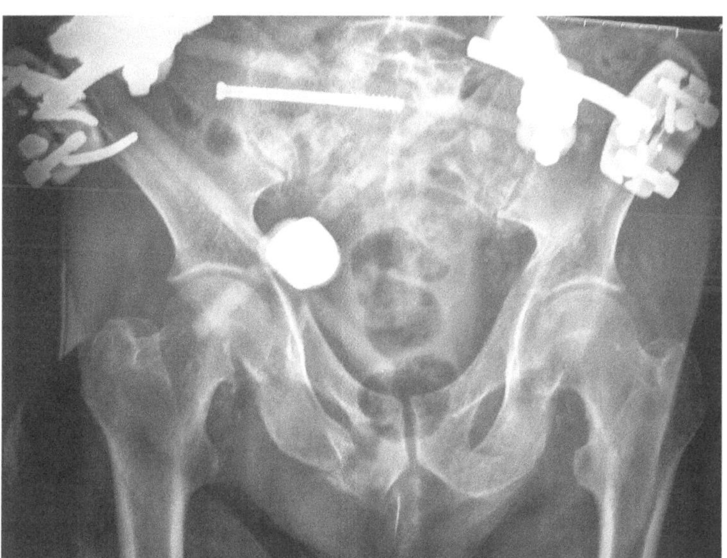

Fig. 14.1 Riduzione e stabilizzazione del bacino con fissatore esterno

delle due emi-pelvi, e una globale riduzione dei volumi con conseguente auto-tamponamento delle possibili fonti di sanguinamento, sia ossee che venose (plessi retro peritoneali); se, invece, dovesse evidenziarsi una lesione arteriosa, si potrà ricorrere a un'embolizzazione selettiva del ramo. È possibile utilizzare due diversi tipi di fissatore esterno: il primo, decisamente più rapido nella sua applicazione con morsa a presa sovra-acetabolare bilaterale (C-clamp), non è però previsto per un trattamento di lunga durata; il secondo, basato sulla infissione di fiches nella cresta iliaca, ovvero in sede sovra acetabolare, può anche costituire, in tutto o in parte, anche il trattamento definitivo (Figg. 14.1, 14.2);

2. viene considerato, solitamente, in presenza di lesioni tipo B (*open book*) e C, e di fronte ad aperture della sinfisi pubica superiori a 2,5 cm; a dismetrie superiori a 1,5 cm per risalita dell'emi-pelvi corrispondente; a grossolane deformità rotazionali; a scomposizioni sacrali di oltre 1 cm. Riguarda sia le componenti posteriori che anteriori della lesione, e trova nella fissazione interna la soluzione più stabile e tollerata nel lungo periodo: gran parte delle lesioni possono essere adeguatamente

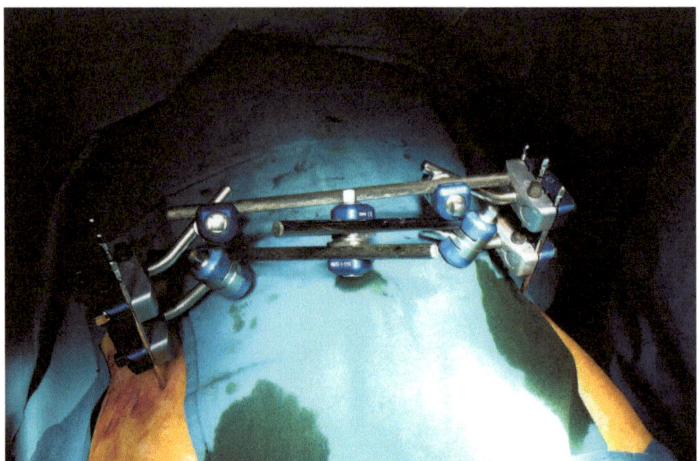

Fig. 14.2 Riduzione e stabilizzazione del bacino con fissatore esterno

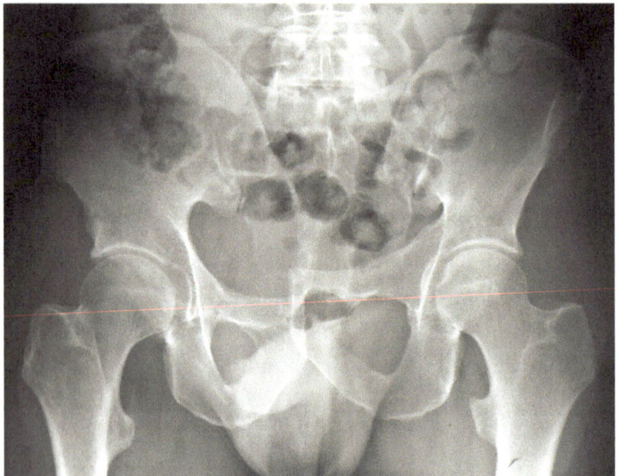

Fig. 14.3 Frattura bacino

stabilizzate posteriormente con viti ileo-sacrali cannulate e inseribili con tecnica percutanea da 6,5 mm, e anteriormente con placche e viti, previa riduzione cruenta con accesso chirurgico tipo Pfannenstiel (Figg. 14.3, 14.4). La consolidazione di queste lesioni avviene, solitamente, in 2–3 mesi, con carico assistito da stampelle.

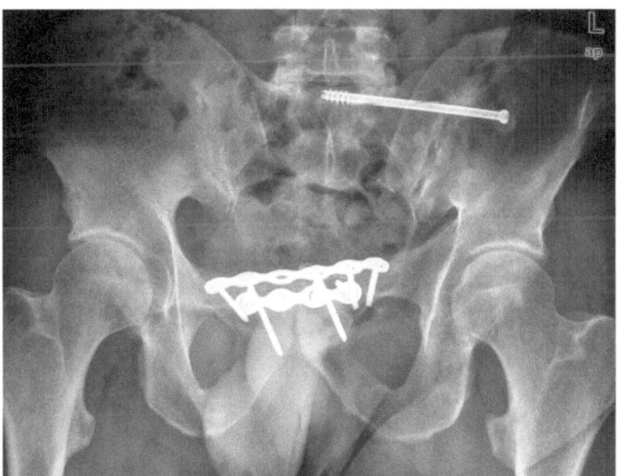

Fig. 14.4 Riduzione e osteosintesi della sinfisi pubica con due placche e dell'articolazione sacro-iliaca con una vite cannulata

Capitolo 15

Fratture e lussazioni dell'anca

Le fratture dell'acetabolo

L'acetabolo rappresenta la componente pelvica dell'articolazione dell'anca, ed è contenuto all'interno di due colonne ossee, anteriore e posteriore, che disegnano una Y rovesciata secondo il concetto classico di Judet e Letournel. La colonna anteriore o ileo-pubica si estende dalla cresta iliaca alla sinfisi pubica e contiene tutta la parete anteriore; la colonna posteriore, o ileo-ischiatica, si estende dalla cresta glutea e dalla grande incisura ischiatica fino alla tuberosità ischiatica, contenendo tutta la parete posteriore. La confluenza delle due colonne disegna il tetto acetabolare. Le fratture sono causate da traumi indiretti ad alta energia, prevalentemente in soggetti giovani, che utilizzano la testa femorale come fulcro, e rappresentano, da sempre, un problema maggiore per il traumatologo, sia in termini di approccio chirurgico che di difficoltà a ottenere una riduzione anatomica, e anche per le sequele invalidanti che possono conseguirne; sono, peraltro, lesioni poco frequenti (circa 3 l'anno ogni 100.000 abitanti), e, conseguentemente, pochi centri possono vantarne ampie casistiche e pochi chirurghi una vasta esperienza.

Mantiene, ancora oggi, tutta la sua validità la classificazione di Judet-Letournel del 1974 distinguendo *fratture sul piano verticale* (pareti e colonne anteriore e posteriore), *fratture sul piano orizzontale* (trasverse superiori, medie e inferiori, associate o meno a lussazione della testa femorale), *fratture su vari piani* (due colonne, a T): la radiodiagnostica standard e la TC in 2–3D consentono diagnosi, scelta della via chirurgica e pianificazione della osteosintesi.

Guida tascabile di traumatologia, F. Biggi
DOI: 10.1007/978-88-470-5668-8_15,

Radiodiagnostica standard: utilizza tre proiezioni fondamentali del bacino, l'antero-posteriore a paziente supino (AP), l'obliqua otturatoria (paziente supino inclinato di 45° sul lato non interessato) e l'obliqua alare (paziente supino inclinato di 45° sul lato interessato). Nei radiogrammi bisogna riconoscere i principali reperi anatomici, a vario grado coinvolti dall'evento fratturativo e, conseguentemente, interrotti. *Tomografia computerizzata*: lo studio e relative immagini devono estendersi dalla cresta iliaca alla branca ischio-pubica, utilizzando 4 piani diversi (sacro-iliaco, tettale, colonnare e basale) e ricostruzioni 2D e 3D.

Clinicamente, sarà rilevabile un dolore diffuso alla regione dell'anca, esacerbato dai movimenti articolari; ematoma più o meno esteso in sede glutea, crurale e trocanterica; accorciamento dell'arto. Importante, fin dall'inizio, la valutazione neurologica, essendo presente una lesione del nervo sciatico in circa il 40% dei casi con coinvolgimento posteriore; come pure il sospettare lesioni associate (fratture del femore omolaterale, in particolare). Essendo il trattamento di queste fratture pressoché costantemente differito, al momento del ricovero sarà opportuno porre il paziente in trazione transcheletrica per ridurre la pressione sulle superfici articolari cartilaginee, riportare in sede l'eventuale dislocazione della testa femorale, consentire le necessarie indagini per verificare la presenza di lesioni associate e ripristinare la lunghezza dell'arto.

Trattamento conservativo

È indicato in tutte le fratture composte (gap tra i segmenti ossei inferiore a 2–3 mm), in presenza di grave osteoporosi e nel grande anziano (valutare, in questo caso, la protesizzazione con componente acetabolare da revisione e innesti ossei), in assenza di frammenti endoarticolari. Si basa sul riposo a letto per 2–3 settimane al fine di ottenere una stabilizzazione fibrosa dei frammenti, con graduale ripresa della mobilizzazione passiva continua per ulteriori 2–3 settimane e possibilità di passare alla poltrona con busto reclinato posteriormente. Saranno utili, in questo periodo, controlli radiografici per verificare la congruenza articolare della testa femorale: in caso di scomposizione o tendenza alla dislocazione verrà posta indicazione chirurgica.

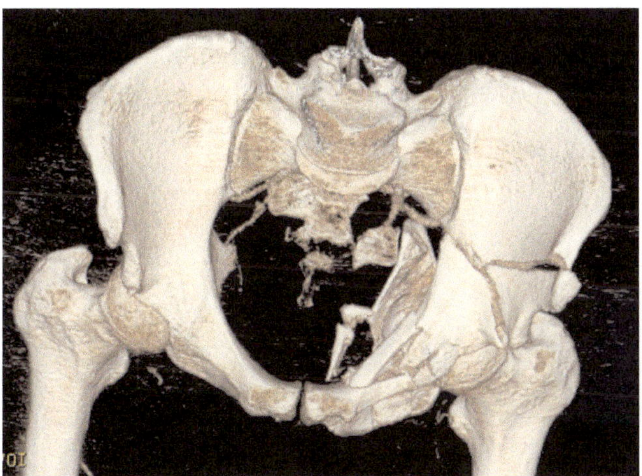

Fig. 15.1 Frattura a due colonne del bacino

Trattamento chirurgico

Gli obiettivi rimangono il ripristino dell'anatomia articolare, una stabile congruenza articolare, la precoce ripresa della mobilizzazione articolare, tenendo conto del fatto che, anche nelle mani più esperte, è possibile ottenere una buona ricostruzione articolare in circa il 75% dei casi. Dovrebbe essere eseguito, idealmente, entro le due settimane, a paziente con parametri vitali normali, adeguato imaging radiologico e tomografico e disponibilità di adeguato team chirurgico. È indicato in tutte le scomposizioni eccedenti i 3 mm, in presenza di instabilità articolare e dislocazioni irriducibili, grossi frammenti, in particolare a livello posteriore, e frammenti endoarticolari. Le vie di accesso chirurgico all'acetabolo, singole o combinate, vengono scelte in rapporto alla localizzazione delle lesioni: come regola generale, tutte le fratture posteriori possono essere risolte utilizzando la via di Kocher-Langenbeck poi ripresa da Iselin; quelle anteriori e alcune trasverse, utilizzando la via ileo-inguinale di Letournel; quelle complesse, su piani diversi, con accesso anteriore e posteriore.

La tecnica più largamente utilizzata prevede un'osteosintesi interna corticale, con placche anatomiche modellabili e a basso profilo, e viti da 3,5 mm. Raramente può essere utilizzata la fissazione esterna (Figg. 15.1, 15.2).

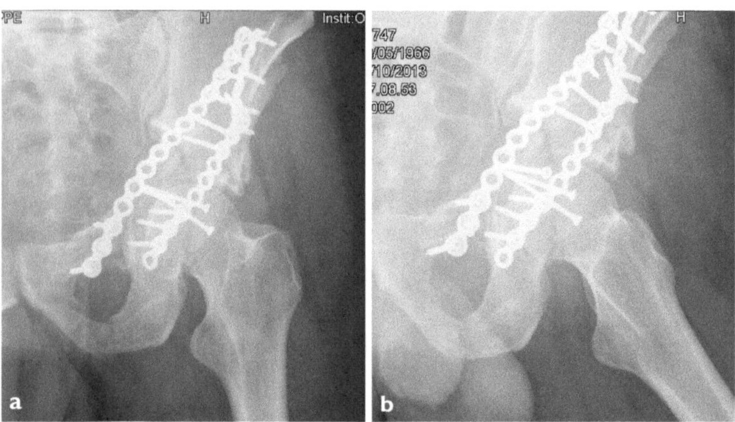

Fig. 15.2 a,b Riduzione e osteosintesi con placche e viti

Le lussazioni dell'anca

Rappresentano una vera urgenza traumatologica, in quanto rapidità diagnostica e di riduzione condizionano favorevolmente gli esiti a distanza. Sono causate da traumi ad alta energia, solitamente incidenti stradali in cui è primariamente interessato il conducente (posizione seduta a ginocchia flesse), ma anche cadute dall'alto e sport da contatto. La dislocazione avviene posteriormente nel 90–95% dei casi, anteriormente nel 5–10%: già la clinica orienta in questo senso, in quanto nel primo caso l'arto è atteggiato in flessione/adduzione/intrarotazione, mentre nel secondo in estensione/abduzione/extrarotazione (Fig. 15.3). Nel 50% circa dei casi, concomitano lesioni di altri segmenti scheletrici, ovvero di organi e apparati (cranio, torace e addome): una lesione del nervo sciatico può aversi nel 10–20% dei casi di lussazione posteriore; una necrosi della testa femorale dal 2 al 15%; un'artrosi nel 5–10%.

La diagnosi è confermata, solitamente, da una radiografia standard in A-P del bacino, con ricorso a TC 2–3D in presenza di lesioni tipo Pipkin, fratture acetabolari o della pelvi. È possibile, a questo punto, classificare le lesioni utilizzando lo schema più noto, in quanto proposto nel 1951, di Thompson ed Epstein.

La riduzione deve essere eseguita appena possibile, cercando di non eccedere il limite delle 12 ore, con paziente in anestesia generale per ottenere il miglior rilasciamento muscolare possibile:

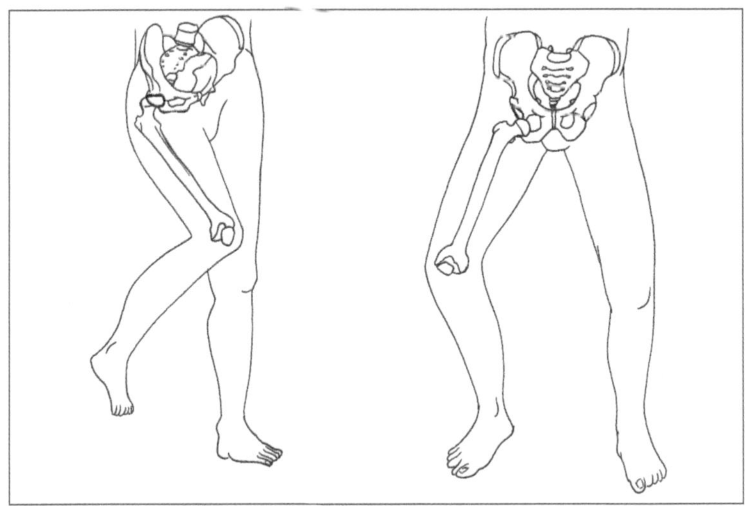

Fig. 15.3 Lussazione posteriore e anteriore dell'articolazione coxo-femorale

il paziente giace supino su letto ortopedico radiotrasparente e l'amplificatore di brillanza viene collocato lateralmente al lato affetto; la manovra prevede una trazione ad anca inizialmente flessa e quindi progressivamente estesa, con contro-trazione, esercitata da un collaboratore, tendente a stabilizzare l'intera pelvi evitando che si sollevi (Fig. 15.4). Verificata la riduzione, e testata la stabilità con flessione a 90° dell'anca, dopo 24–48 ore sarà possibile iniziare una mobilizzazione sia passiva (CPM) che attiva, osservando un periodo di carico protetto da bastoni canadesi per 4 settimane.

Qualora, viceversa, la riduzione sia impossibile, o concomitino lesioni associate (Pipkin), si imporrà l'esplorazione chirurgica.

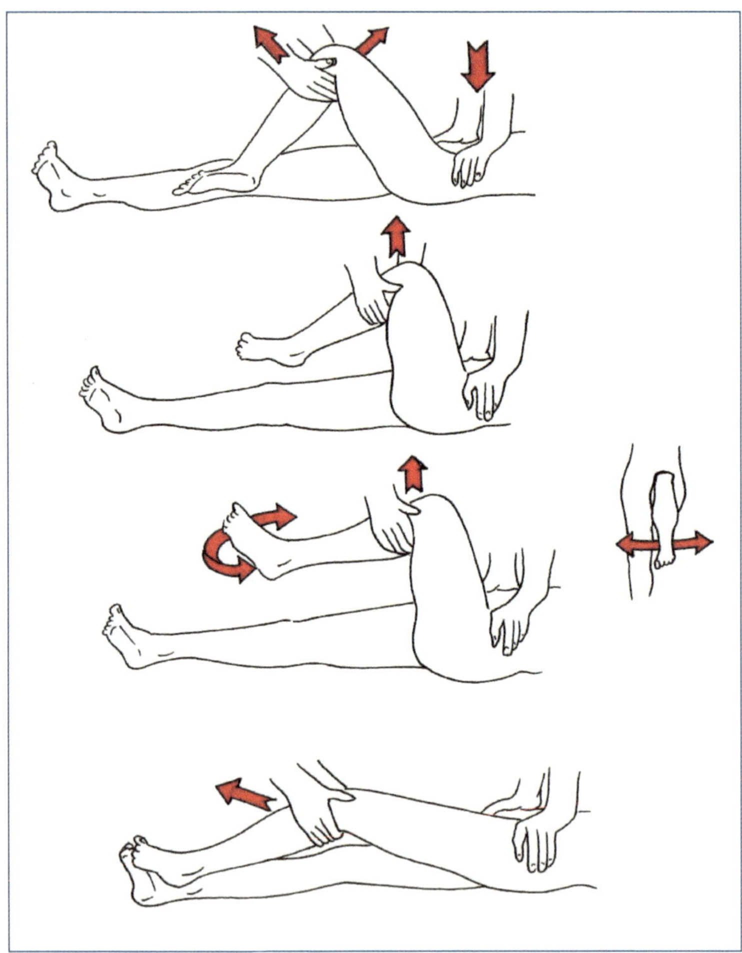

Fig. 15.4 Manovre di riduzione della lussazione posteriore dell'anca

Capitolo 16
Fratture del femore

Le fratture del femore comprendono: 1) fratture della testa; 2) fratture del collo; 3) fratture intertrocanteriche; 4) fratture sottotrocanteriche; 5) fratture diafisarie; e 6) fratture distali.

Fratture della testa

Sono causate da traumi ad alta energia e sono generalmente associate a lussazione dell'anca, sia anteriore (con lesione di tipo abrasivo/compressivo) che posteriore (con distacco di frammento più o meno voluminoso), tanto che, anche in caso di lussazione pura, una frattura da impatto può essere presente in circa il 60% dei casi se indagata con RMN, e produrrà sicuramente un'artrosi secondaria per affondamenti superiori ai 4 mm. Sono lesioni rare (0,03% di tutte le fratture), rilevate soprattutto in soggetti giovani (40–50 anni), di sesso maschile (uomo/donna 73% vs 27%), in seguito a incidenti stradali e cadute dall'alto.

La diagnosi si basa sui radiogrammi standard della pelvi e dell'anca, sulla TC e sulla RMN, e le lesioni vengono classificate secondo lo schema di Pipkin. Il trattamento rappresenta sempre un'urgenza per la necessità, in primo luogo, di ridurre la lussazione dell'anca e, secondariamente, stabilizzare anatomicamente il frammento e le eventuali lesioni associate (più frequente quella del collo femorale). Le vie di accesso antero-laterali e/o laterali sono da preferirsi rispetto alla postero-laterale per la minore incidenza di necrosi avascolare e danni allo sciatico: peraltro, circa il 50% dei pazienti con fratture della testa del femore andrà incontro a

Guida tascabile di traumatologia, F. Biggi
DOI: 10.1007/978-88-470-5668-8_16,

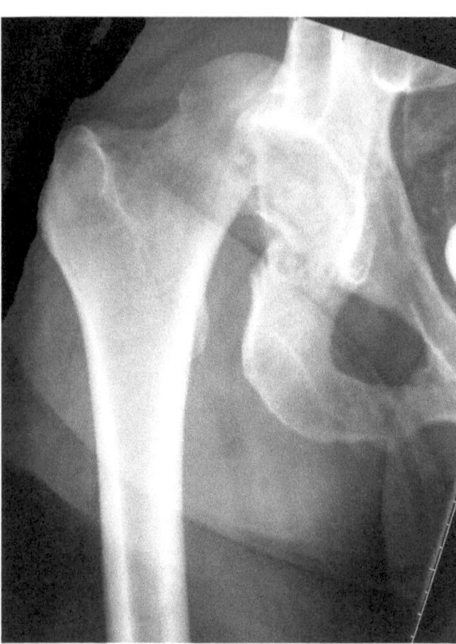

Fig. 16.1 Frattura della testa femorale (Pipkin II)

un'artroprotesi, il 30% per artrosi e il 25% per osteonecrosi, mentre nel 15% si verificano ossificazioni e nell'11% paralisi dello sciatico permanenti.

Il trattamento dipende dal tipo di lesione:

- *Pipkin I* (piccolo frammento intrafoveale): riduzione della lussazione, breve periodo di trazione zampale e mobilizzazione passiva continua non oltre 60° di flessione, scarico per 6–8 settimane se il frammento non è diastasato oltre 1 mm, escissione se il frammento è piccolo e mobile, altrimenti fissazione con vite;
- *Pipkin II* (frattura sovra-foveale con frammento grande): riduzione e fissazione del frammento con viti "a scomparsa" (Figg. 16.1–16.3);
- *Pipkin III* (associata frattura del collo femorale): riduzione e stabilizzazione di entrambe le lesioni se possibile e soprattutto nei giovani, ma considerando il rischio di osteonecrosi e, conseguentemente, la possibilità di una protesizzazione d'emblée;
- *Pipkin IV* (associata frattura del cotile): riduzione e fissazione con viti del frammento, riduzione e osteosintesi dell'acetabolo

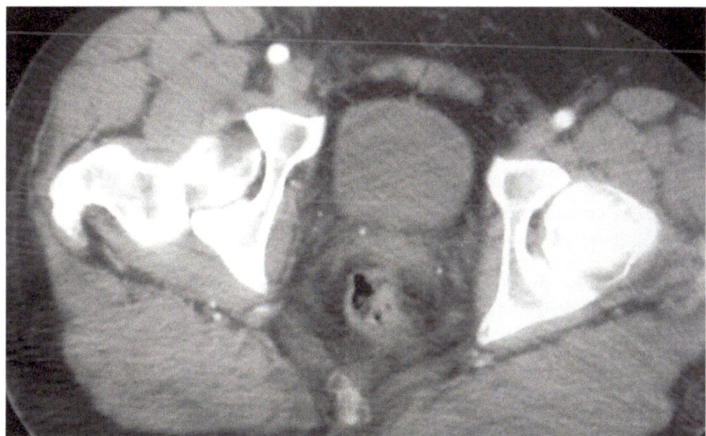

Fig. 16.2 Frattura della testa femorale (Pipkin II)

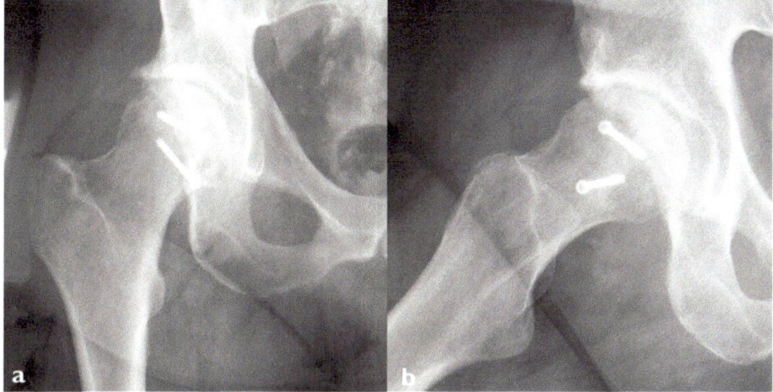

Fig. 16.3 a,b Riduzione e osteosintesi con due viti “a scomparsa”

dove indicata. In tutti i casi, si raccomanda una precoce mobilizzazione. Nei pazienti più anziani, dovrebbe essere immediatamente utilizzata l’artroprotesi.

Fratture del collo

Molto frequenti tra i 70–75 anni, e rare al di sotto dei 50, sono causate, per lo più, da cadute accidentali, spesso in ambito domestico (da qui l’importanza di un’educazione volta alla prevenzione); al contrario, nei giovani sono causate da traumi ad alta energia. Fattori favorenti sono l'osteoporosi, terapia steroidea prolungata, alcolismo, malnutrizione con condizione fisica scaduta e prolungata inattività, malattie neurologiche. Il loro impatto sociale è in costante aumento sia per la quantità (circa 250.000 l'anno negli USA), che per l'innalzamento della vita media, con costi sociali importanti specie nel caso di sequele invalidanti.

Sono fratture intracapsulari, quindi possiedono una loro stabilità intrinseca, dovuta anche all'ematoma, che condiziona il quadro clinico: paucisintomatico (dolore di differente intensità in sede inguinale e/o glutea, differente grado di limitazione funzionale) nel caso di fratture ingranate in valgo o lievemente scomposte; ovvero francamente invalidante (dolore più acuto, arto accorciato-flesso-extrarotato) in presenza di scomposizioni superiori a 10° nei differenti piani. Fondamentale la diagnosi radiologica, da porre utilizzando un radiogramma A-P della pelvi centrato sulla sinfisi, comparando così i due lati, e una assiale del lato sintomatico; più rara la necessità di ricorrere a TC o RMN, come nel caso di pazienti sintomatici con radiogrammi standard negativi.

La classificazione ancor oggi più utilizzata è quella di Garden (1961), che riconosce 4 tipologie diverse: *I tipo*, ingranata in valgo; *II tipo*, composta; *III tipo*, parzialmente scomposta; *IV tipo*, totalmente scomposta o cefaloptosi.

Il trattamento è condizionato da *età*, *tipo di frattura* e *condizioni generali*: mentre si discute ancora se eseguire un'osteosintesi ovvero impiantare d'emblée una protesi, parziale o totale, in pazienti più anziani, c'è un ampio consenso circa l'utilizzo della osteosintesi in pazienti al di sotto dei 60 anni di età ogni qualvolta sia possibile operare entro 6–12 ore ottenendo un'adeguata riduzione, possibilmente con tecnica a cielo chiuso, ma non esitando a intervenire cruentemente se necessario: gli insuccessi, oltre al ben noto problema vascolare e, in particolare, l'osteonecrosi (15–35%) sono sicuramente dipendenti dalla qualità della riduzione ottenuta.

Fratture composte (Garden I–II)

Riteniamo il trattamento conservativo (riposo a letto con trazione a zampale o ferula per i primi giorni, quindi poltrona fino a risoluzione della sintomatologia dolorosa) indicato solo per pazienti gra-

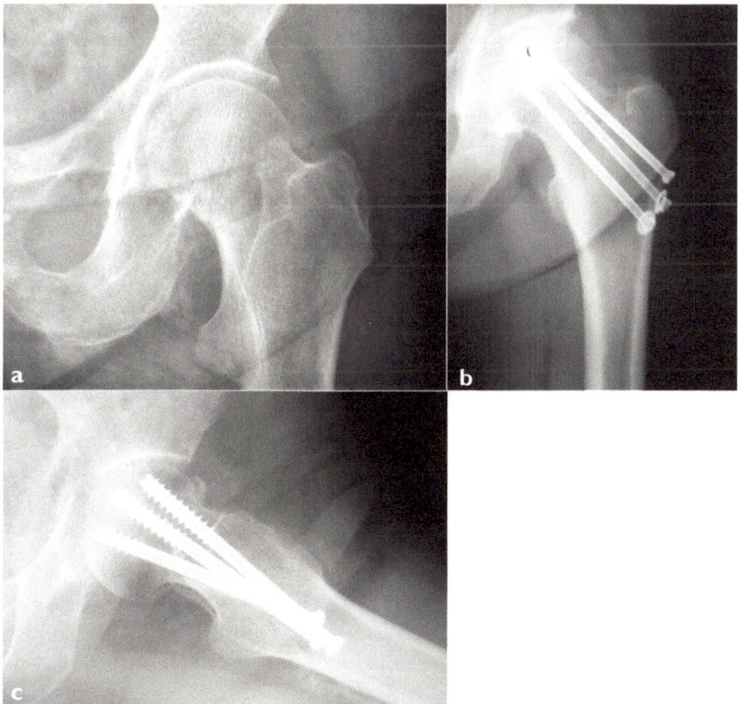

Fig. 16.4 **a** Frattura composta collo femore; **b,c** osteosintesi con tre viti cannulate

vemente compromessi e già non-deambulanti; nei rimanenti, la stabilizzazione con 3 viti cannulate da spongiosa di 6,5 mm (Fig. 16.4) consentirà una migliore gestione, una più precoce mobilizzazione, e una significativa riduzione della possibilità di scomposizione secondaria che avviene nel 15–25% dei casi.

Fratture scomposte nel giovane

Rappresentano una vera urgenza traumatologica. Definiamo, oggigiorno, giovane qualsiasi paziente in buone condizioni generali fino a 65 anni di età, e quindi candidato a un intervento di riduzione, incruenta o cruenta, e stabilizzazione con 3 viti cannulate da spongiosa di 6,5 mm, con o senza rondella. La riduzione si ottiene, solitamente, con paziente supino su letto di trazione radio-trasparente, arto in trazione zampale e controspinta pubica, amplificatore di brillanza opposto all'operatore: la tecnica più nota (Ledbetter) prevede un'iniziale trazione ad anca flessa, abdotta e lievemente extra-rotata, seguita da una trazione ad anca estesa e intra-rotata, fino a ottenere un buon allineamento delle corticali e delle fibre arciformi nelle due proiezioni ortogonali (A-P e assiale). Può essere considerata ben ridotta una frattura che, nelle due proiezioni, presenta un allineamento anatomico, ovvero una sovrapposizione delle corticali (gradino) inferiore a 2 mm.

Qualora sia impossibile, con manovre esterne, ottenere una buona riduzione, si procederà chirurgicamente: ideale ci sembra l'approccio anteriore di Hueter, come pure l'antero-laterale nelle varianti Watson-Jones, Hardinger, Rottinger e Bauer, con capsulotomia anteriore ed esposizione del collo evitando leve di Hohmann per non arrecare ulteriore danno ischemico (inserire fili nella capsula e trazionare, con gli stessi suturarla). La riduzione può essere ottenuta inserendo un piccolo scollatore tra i monconi e, facendo leva, riportando progressivamente in sede il moncone cervicocefalico; altro accorgimento utile può rivelarsi l'inserimento di un chiodo di Schanz da 3–4 mm. nella testa femorale, utilizzandolo come joystick per ovviare alla scomposizione più frequente in estensione (retroversione). Infine, la stabilizzazione: raccomandiamo l'utilizzo di 3 viti da spongiosa da 6,5–7 mm, inserite parallelamente in antero-posteriore e divergenti (tripode o triangolo) in assiale a occupare i quadranti antero-superiore, centrale e postero-inferiore (evitare il postero-superiore sede di massima penetrazione e perfusione vascolare). La mobilizzazione precoce deve essere incoraggiata, mentre il carico proscritto per circa 3 mesi. Metodica alternativa è l'utilizzo della vite-placca a scivolamento, che non offre, a nostro avviso, vantaggi in termini di maggiore tenuta, tempi di recupero e consolidazione.

Fratture scomposte nell'anziano

Riteniamo la sostituzione protesica, parziale o totale, l'intervento di elezione stante l'elevata incidenza di complicazioni della osteosintesi (osteonecrosi, pseudoartrosi, perdita di riduzione e di tenuta dei mezzi di sintesi, rifratture, morbilità e mortalità). Tre differenti soluzioni vengono comunemente utilizzate: endoprotesi uni-

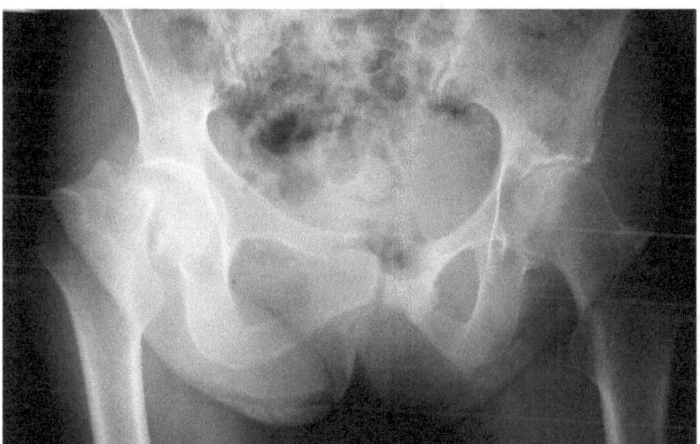

Fig. 16.5 Frattura sottocapitata del femore

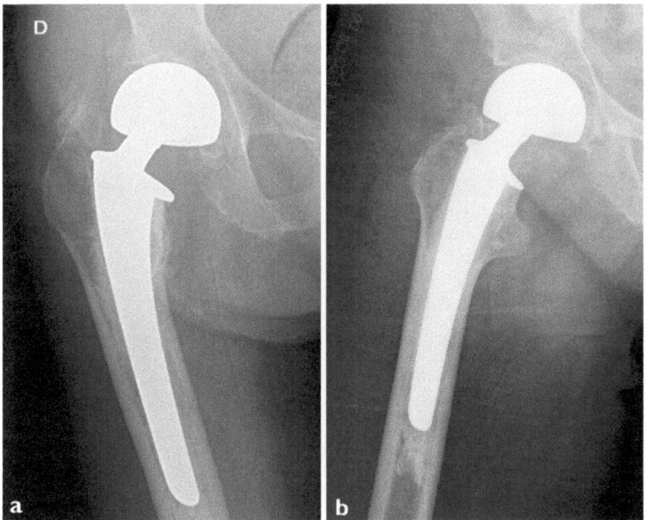

Fig. 16.6 a,b Endoprotesi cementata con cupola bi-articolare

polare o monoblocco; endoprotesi bipolare o biarticolare (Figg. 16.5–16.8); artroprotesi (Figg. 16.9–16.12). Diverse meta-analisi e studi prospettici multicentrici hanno dimostrato come l'artroprotesi garantisca un miglior risultato funzionale con una minore incidenza di reinterventi (considerare l'utilizzo di teste di grande diametro), traducendosi, quindi, in una complessiva diminuzione dei

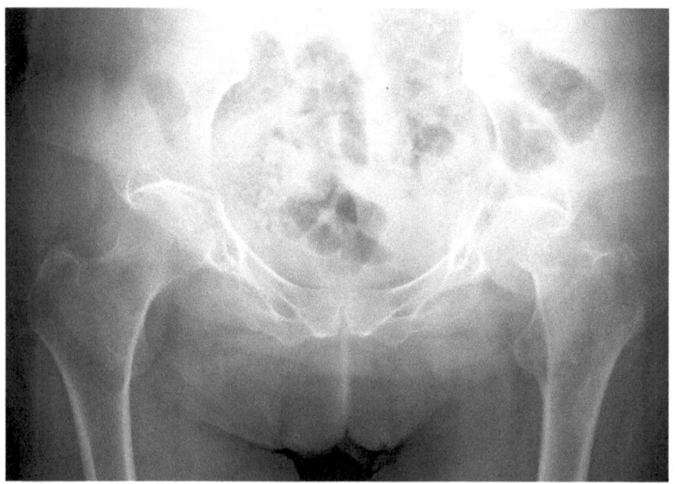

Fig. 16.7 Frattura sottocapitata del femore

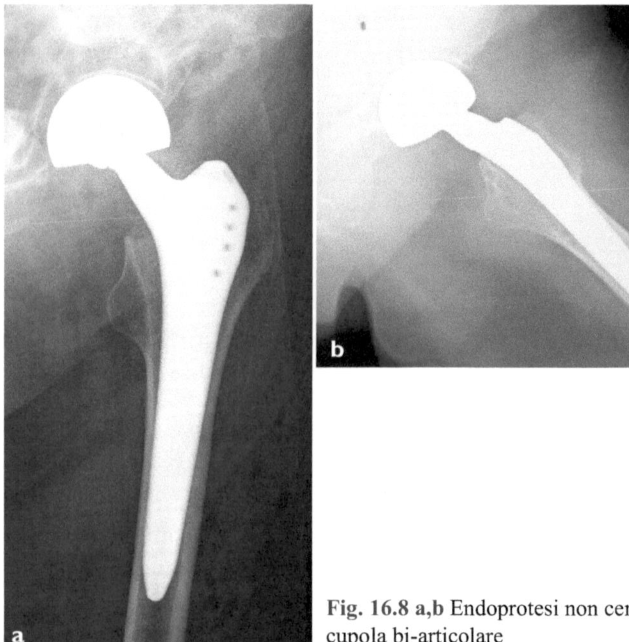

Fig. 16.8 a,b Endoprotesi non cementata con cupola bi-articolare

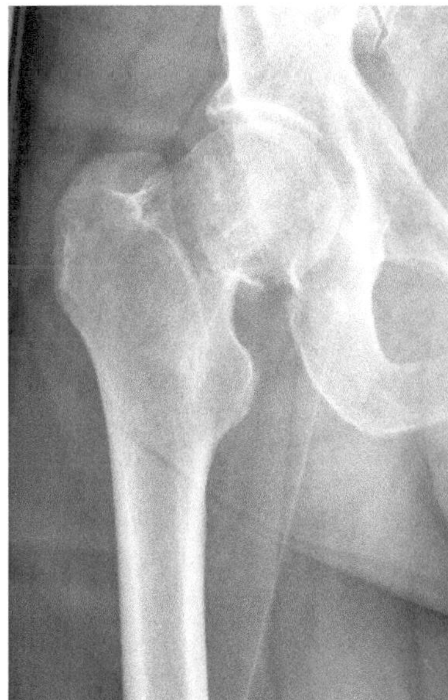

Fig. 16.9 Frattura medio cervicale del femore

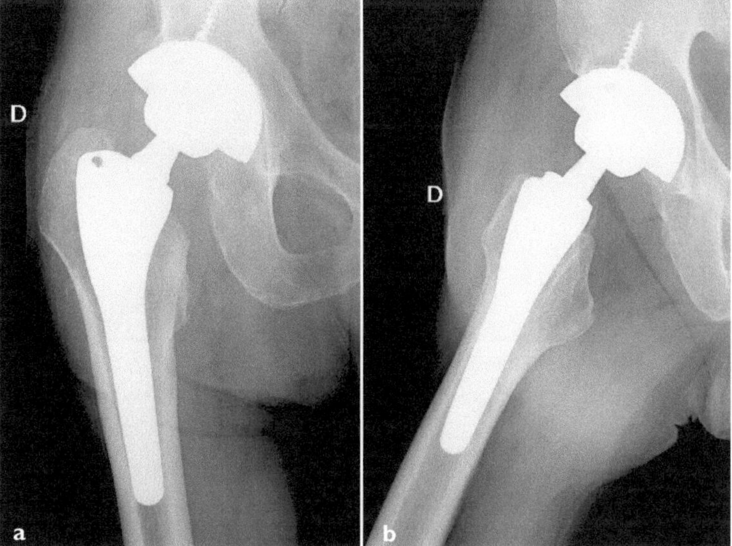

Fig. 16.10 a,b Artroprotesi anca non cementata

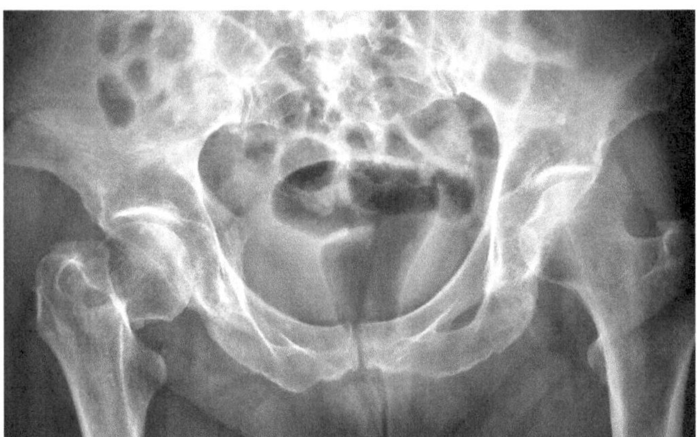

Fig. 16.11 Frattura basicervicale del femore

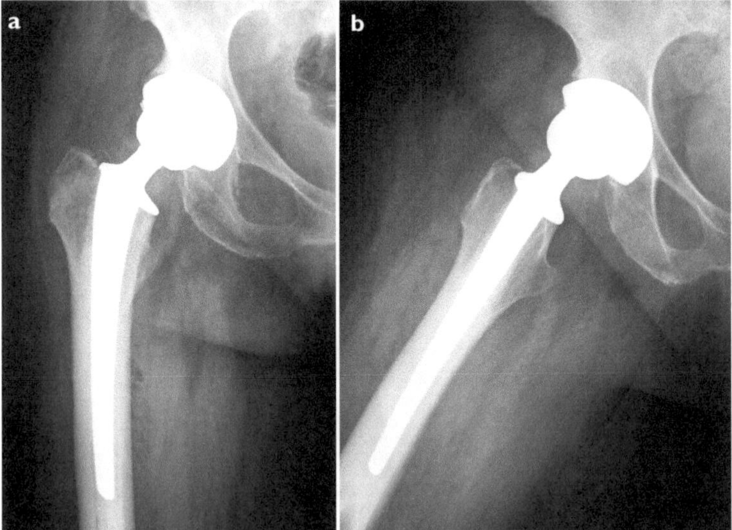

Fig. 16.12 a,b Artroprotesi anca con stelo cementato

costi. Non esistono evidenze, invece, sull'effettiva superiorità della endoprotesi bipolare verso unipolare; sulla via chirurgica da utilizzare che, peraltro, dovrà rispettare i criteri della mini-invasività ed essere accompagnata da un'anestesia quanto più possibile loco-regionale; sulla cementazione o meno delle componenti considerare sempre la qualità dell'osso e lo stato mentale, ma anche l'eventualità di doverle sostituire.

Fratture del collo femorale nel bambino

Sono lesioni rare, che richiedono, peraltro, una riduzione anatomica in urgenza, anche cruenta se necessario, e una stabilizzazione percutanea con 3–4 fili di Kirschner da 2,5 mm, per minimizzare l'ulteriore rischio vascolare, in soggetti fino a 10 anni (in questo caso andrà confezionato un apparecchio gessato pelvi-podalico per 6–8 settimane), mentre si utilizzeranno viti cannulate negli adolescenti.

Fratture intertrocanteriche

Sono lesioni frequenti (6–7% di tutte le fratture) che, diversamente da quelle che interessano il collo femorale, colpiscono una popolazione più anziana (età media 81,2 anni) in un rapporto uomo/donna del 25 vs 75%, spesso affetti da patologie internistico-sistemiche e neurologiche che impongono un approccio multidisciplinare che coinvolge ortopedico, anestesista, cardiologo, internista, neurologo, geriatra e fisiatra. Sono, solitamente, determinate da traumi a bassa energia quali cadute accidentali in ambito domestico, e favorite, in primo luogo, dall'osteoporosi. Nel 3–4% dei casi, infatti, concomitano fratture dell'omero prossimale e del polso.

Sono fratture extra-capsulari, quindi maggiormente instabili, che condizionano una clinica nettamente più pronunciata in termini di dolore e impotenza funzionale, con arto solitamente abdotto, flesso ed extrarotato. La diagnosi è possibile con radiogrammi standard della pelvi e/o dell'anca nelle due proiezioni ortogonali A-P e assiale, senza bisogno di indagini ulteriori.

Numerose classificazioni sono state proposte nel passato (Evans, Tronzo, Kyle), ma c'è oggigiorno un ampio consenso circa l'utilizzo di quella congiunta AO/OTA che distingue 3 sottogruppi: 31A1 (stabili con muro mediale integro), 31A2 (instabili a estensione sottotrocanterica), 31A3 (instabili con comminuzione del muro mediale e avulsione del piccolo trocantere). Sono tutte lesioni da trattare chirurgicamente, non fosse altro che per garantire una nursing migliore, una precoce mobilizzazione in chiave anti-decubito, una miglior compliance verso gli analgesici: l'astensionismo chirurgico non è quasi mai giustificato, salvo casi particolari da discutere con parenti e anestesisti.

La precocità del trattamento chirurgico sembra condizionare in maniera importante i risultati, sia in termini di sopravvivenza (70–75% a 1 anno, indipendentemente dalla tecnica utilizzata) che di possibilità di reinserimento in ambito domestico o assistenziale; da evitare, comunque, interventi in urgenza da parte di chirurghi inesperti non adeguatamente supportati, come pure su pazienti in cattive condizioni generali e/o scompensati senza un adeguato approccio all'atto del ricovero, con possibilità di eventuale trasferimento in terapia intensiva nel post-operatorio: in questi casi, il rischio di insuccesso aumenta notevolmente.

Trattamento

Numerose soluzioni sono state proposte nel corso degli anni, partendo da lame-placca e viti-placca ad angolo fisso, chiodi elastici endomidollari, viti-placca a scivolamento e chiodi cefalo-midollari: attualmente, per lo più, la scelta avviene tra vite-placca a scivolamento/compressione e chiodi corti cefalo-midollari, mentre si comincia a discutere se, in alcuni casi, non si debba procedere a una sostituzione protesica parziale o totale, soluzione già utilizzata nel trattamento degli insuccessi dell'osteosintesi.

Vite-placca a scivolamento/compressione

Sfrutta i principi dell'osteosintesi interna corticale per stabilizzare i due segmenti separati dalla frattura, e quelli della compressione interframmentaria grazie alla vite cefalica che permette lo scivolamento della placca lungo il proprio asse longitudinale. Il paziente giace supino sul letto di trazione ad arti divaricati, con amplificatore di brillanza tra le gambe per consentire, senza spostamenti, l'esecuzione delle due proiezioni A-P e assiale semplicemente ruotandone il braccio. La riduzione, nel 90–95% dei casi, si ottiene, indipendentemente dalla tecnica utilizzata, con trazione longitudinale e intra-rotazione dell'arto, e la qualità della riduzione dipende dall'entità della scomposizione, dall'integrità della corticale laterale, dalla presenza di comminuzione postero-mediale, dall'avulsione dei trocanteri (in particolare il piccolo con porzione di calcar), e dall'orientamento della rima di frattura (obliquità inversa di Evans che consiglia, peraltro, l'uso di sistemi cefalo-midollari). Il femore prossimale viene esposto attraverso un'incisione laterale che inizia, in questo caso, appena sopra il piccolo trocantere (utile, allo scopo, un repere con filo di Kirschner), e si prolunga quanto necessario all'alloggiamento di una placca a 2 o 4 fori. Lo strumentario guida l'alloggiamento della placca e l'orientamento della vite cefalica. Fondamentale il calcolo della lunghezza della vite e, soprattutto, la distanza tra il suo apice e l'inizio dello spazio articolare (*tip apex distance*, TAD) per evitare il cosiddetto "*cutout*", ovvero la perforazione della testa con protrusione endoarticolare dovuta allo scivolamento-compressione e alla compattazione dei monconi: si ritiene sicura una TAD inferiore a 30 mm, mentre dai 45 mm in poi la percentuale di *cutout* arriva al 60%. Se necessario, è possibile aggiungere una vite cannulata da spongiosa (4,5–5 mm) per incrementare la stabilità rotatoria.

Chiodi cefalo-midollari

Posizione del paziente e tecnica di riduzione a cielo chiuso sono del tutto uguali, mentre cambiano completamente sia la biomeccanica dell'osteosintesi che la tecnica chirurgica. Nel primo caso, infatti, il mezzo di sintesi endomidollare riduce il braccio di leva delle forze agenti sul segmento fratturato trovandosi a ridosso dell'asse anatomico femorale, e consente, variando l'angolo cervico-diafisario, una migliore collocazione della vite cefalica da 10 mm a ridosso del calcar femorale, che rappresenta la zona di miglior tenuta grazie all'addensamento della corticale e alla presenza delle fibre arciformi.

L'approccio chirurgico è sicuramente mini-invasivo, quindi più rispettoso delle parti molli (concetto di chirurgia *tissue-sparing*) e dell'ematoma di frattura: è sufficiente, infatti, un'incisione di 2 cm, eseguita 3 dita sopra l'apice del gran trocantere (Fig. 16.13), per raggiungere la sua salienza e accedere al canale midollare con un perforatore (Fig. 16.14); passo successivo è l'infissione del filo-guida per l'alesatore prima (se ritenuto necessario, soprattutto in rapporto alla ben nota larghezza del canale in questi pazienti, e al disegno dei chiodi di ultima generazione) e per il chiodo succes-

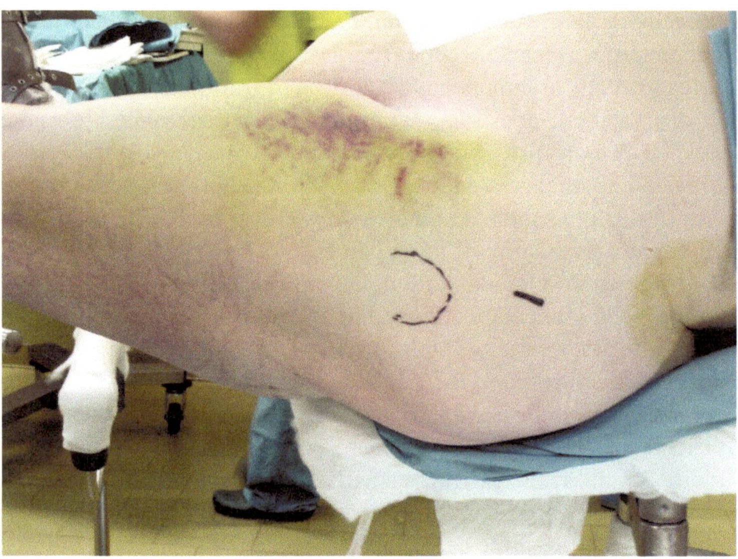

Fig. 16.13 Accesso mini-invasivo all'anca con paziente su letto di trazione

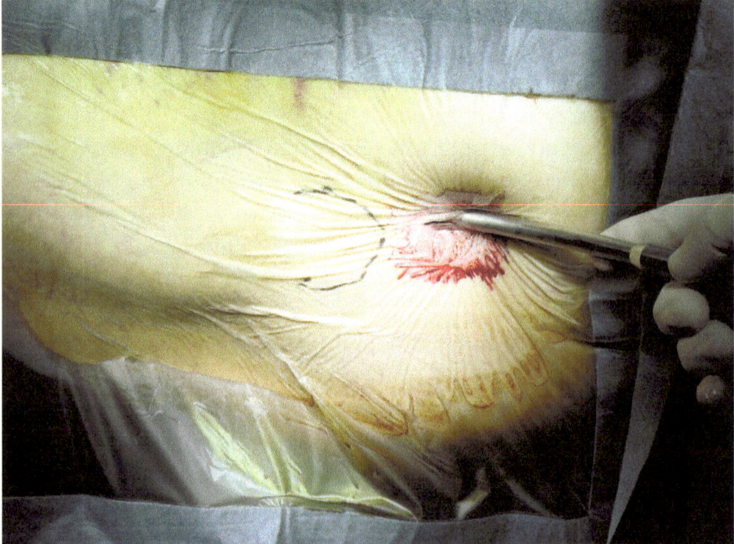

Fig. 16.14 Perforazione dell'apice del gran trocantere con punteruolo sotto controllo ampliscopico

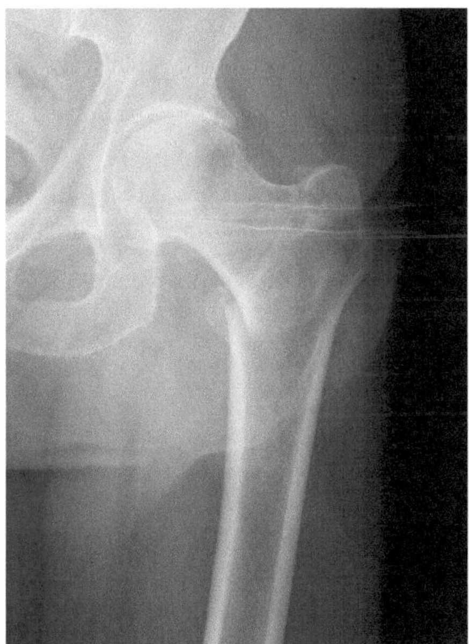

Fig. 16.15 Frattura pertrocanterica del femore

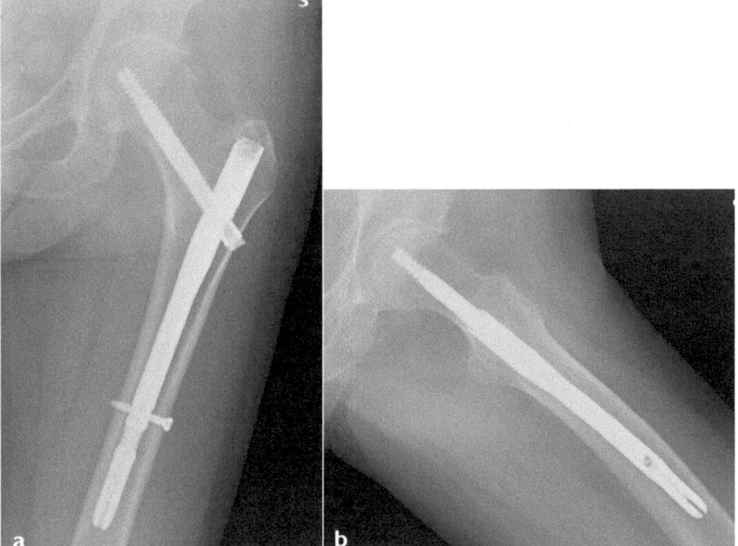

Fig. 16.16 a,b Osteosintesi con chiodo cefalo-midollare corto

sivamente. L'infissione della vite cefalica (anche in questo caso, ricordare il TAD per stabilirne l'esatta lunghezza, e avere sempre l'accortezza di posizionarla a ridosso del calcar in A-P, e al centro del collo e della testa in assiale) e il bloccaggio distale trans-corticale del chiodo sono effettuati attraverso la mascherina radio-trasparente vincolata al chiodo stesso, con un sistema di cannule che guidano l'operatore nel centraggio dei fori. Una piccola vite anti-rotazionale, inserita dall'apice del chiodo, andrà a bloccare la vite cefalica per aumentarne la stabilità (Figg. 16.15, 16.16).

Esistono numerosi studi prospettici che comparano i due sistemi di osteosintesi, e che riportano risultati sostanzialmente sovrapponibili, anche se in particolare gli autori nord-americani segnalano una maggior incidenza di *cutout* e fratture diafisarie per i chiodi cefalo-midollari, dovute, per loro stessa ammissione, a errori di tecnica e scarsa esperienza degli operatori. In Europa, al contrario, i chiodi cefalo-midollari hanno conosciuto, negli ultimi 30 anni, un enorme successo e una continua evoluzione a partire dal *chiodo gamma*, con programmi di formazione per i giovani traumatologi e la definizione di tecniche sempre più precise, standardizzabili e quindi accessibili a tutti: è comunque corretto affermare che entrambe le metodiche hanno ridotto drasticamente la mortalità per frattura, permesso il reinserimento domestico dei pazienti riabilitabili, e consentito, comunque, una miglior nursing di quelli non-autosufficienti. Le complicazioni sono, ovviamente, presenti: la *morte* interviene, indipendentemente dal trattamento scelto, nel 25% circa dei casi nel 1° anno dopo la frattura e, quasi sempre, a causa delle patologie pre-esistenti; il *fallimento meccanico della sintesi*, quasi sempre dovuto al *cutout* della vite cefalica con scomposizione in varo e rotazione dei monconi, occorre nel 4–10% dei casi, con un 2–4% di reinterventi necessari; le *infezioni*, nello 0,9–1,3%; *dolore dell'anca e della coscia* nella misura del 25%, con conseguenze più o meno invalidanti per soggetti già di per sé poco responsivi al trattamento riabilitativo.

Di fronte alla necessità di reintervenire sul fallimento di un'osteosintesi, sia eseguita con vite-placca a scivolamento/compressione che con chiodo cefalo-midollare, è sconsigliabile una nuova osteosintesi, sia per la qualità del tessuto osseo, che per la presenza dei tramiti precedenti che lo indeboliscono ulteriormente e riducono lo spazio a disposizione per l'alloggiamento di nuovi elementi stabili. È sicuramente più efficace e risolutivo l'intervento di artroprotesi, sia parziale che totale, da pianificare attentamente per compensare eventuali perdite di tessuto osseo, e permettere un corretto alloggiamento, in particolare dello stelo, in assenza dei riferimenti anatomici tradizionali (collo femorale, grande e piccolo trocantere): da un punto di vista squisitamente tecnico, valgono le stesse considerazioni fatte per le fratture del collo femorale.

Forti di queste esperienze, alcuni autori arrivano a proporre l'intervento di artroprotesi d'emblée, specie quando l'anca è già artrosica, la riduzione difficile da ottenere, l'osteoporosi tale da precludere la possibilità di una fissazione stabile, e quando è impossibile prevedere la capacità di non caricare nell'immediato post-operatorio.

Fratture sottotrocanteriche

Sono lesioni abbastanza frequenti, rappresentando il 15–25% delle fratture dell'anca, che interessano la zona compresa tra il piccolo trocantere e i primi 5 cm del corpo femorale, prevalentemente costituita da osso corticale più spesso medialmente (forze di compressione) che lateralmente (forze di trazione), e meno vascolarizzata rispetto alla regione trocanterica.

Riguardano tutte le età, maggiormente quelle della settima-ottava decade, e possono essere conseguenza di traumi a bassa energia nell'anziano osteoporotico o in presenza di lesioni litiche patologiche (carcinoma mammario, prostatico, renale e polmonare), oppure ad alta energia, segnatamente incidenti stradali, nei giovani.

L'esame clinico è solitamente eclatante: dolore molto forte, impotenza funzionale assoluta, arto accorciato ed extra-rotato, tumefazione della coscia (la perdita ematica locale può arrivare a 1000–1500 cc), stato di shock se il paziente è un politraumatizzato. La diagnosi è possibile con i soli radiogrammi standard del bacino, dell'anca nelle due proiezioni ortogonali e, talora, della diafisi femorale. Qualora il trattamento, pressoché costantemente chirurgico, venga differito, è opportuno porre l'arto in trazione transcheletrica trans-tuberositaria tibiale, per non rischiare inquinamenti del segmento da stabilizzare e consentire, in funzione della tecnica utilizzata, l'inserimento in ambiente sterile di una trazione transcondilica femorale.

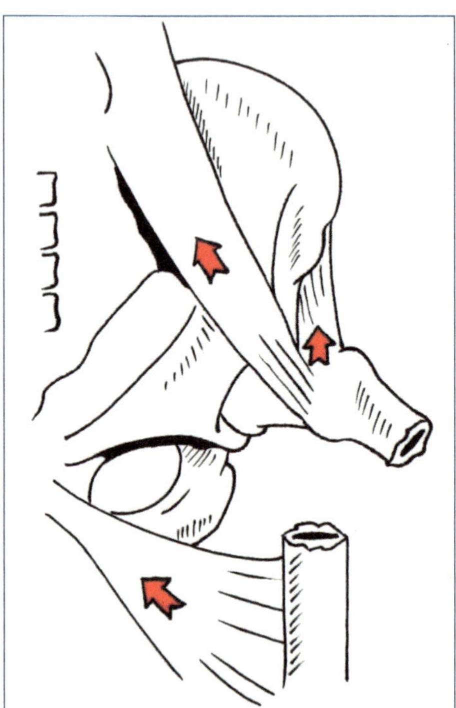

Fig. 16.17 Frattura sottotrocanterica con scomposizione del segmento prossimale in flessione e varismo per azione del muscolo ileo-psoas

La classificazione AO/OTA (www.ota.org/compendium/compendium.html) identifica 6 diversi tipi di lesione, a diverso grado di stabilità e comminuzione, aventi quale comune denominatore la scomposizione del segmento prossimale in flessione e varismo per azione del muscolo ileo-psoas (Fig. 16.17): questo rende le fratture sottotrocanteriche molto più difficili da ridurre a cielo chiuso, necessitando talora di gesti chirurgici accessori. La stabilizzazione può essere effettuata con placche (lama-placca 95°, DHS e DCS, NCB), e con chiodi endomidollari di ultima generazione che consentono l'inserimento di viti prossimali cervico-cefaliche; raramente trova indicazione la fissazione esterna. Privilegiando, in generale, le tecniche che consentono la riduzione a cielo chiuso delle fratture, descriveremo i particolari dell'inchiodamento cefalo-midollare, non differendo la tecnica di applicazione delle placche dagli altri distretti scheletrici.

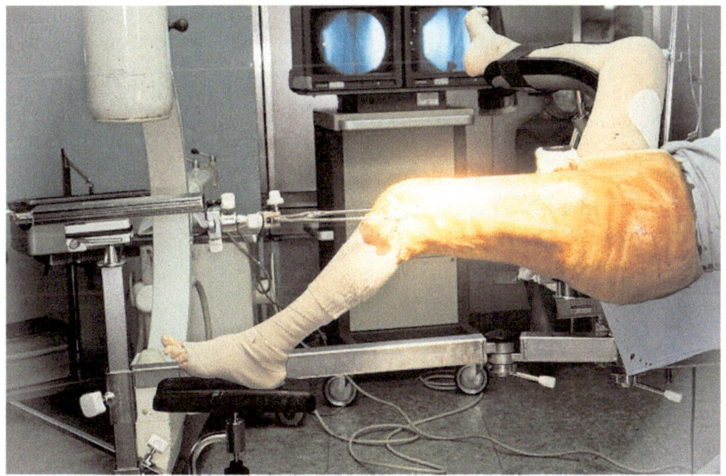

Fig. 16.18 Paziente su letto di trazione con trazione transcondilica e arto controlaterale in posizione ginecologica

Tecnica operatoria

Il paziente giace supino su letto di trazione con l'arto posto in trazione transcondilare, il tronco spostato controlateralmente, e l'arto sano escluso con reggicoscia (Fig. 16.18) per consentire il bloccaggio distale. Sotto controllo dell'amplificatore di brillanza, dopo aver verificato la possibilità di ottenere le due proiezioni ortogonali, si esegue un tentativo di riduzione trazionando sul moncone distale e agendo sul prossimale con adduzione, estensione e intrarotazione: questo è sicuramente più facile utilizzando un joystick dopo aver perforato l'apice trocanterico (Fig. 16.19). Se necessario, è possibile ampliare l'incisione per inserire leve a uncino atte ad abbassare il moncone prossimale, oppure pinze da riduzione, che consentono anche l'eventuale applicazione di cerchiaggi. Una volta ottenuta la riduzione viene fatto passare il filo-guida con oliva, che deve raggiungere il centro del canale femorale al di sopra del polo superiore della rotula, tramite cui effettuare l'alesaggio di almeno 1,5 mm superiore al diametro del chiodo prescelto. Si sostituisce, infine, il filo guida con uno senza oliva per consentire l'infissione del chiodo, e la rimozione del filo stesso: se durante l'inserimento del chiodo si verifica una scomposizione in varismo, è opportuno estrarlo, allargare medialmente l'accesso trocanterico, alesare nuo-

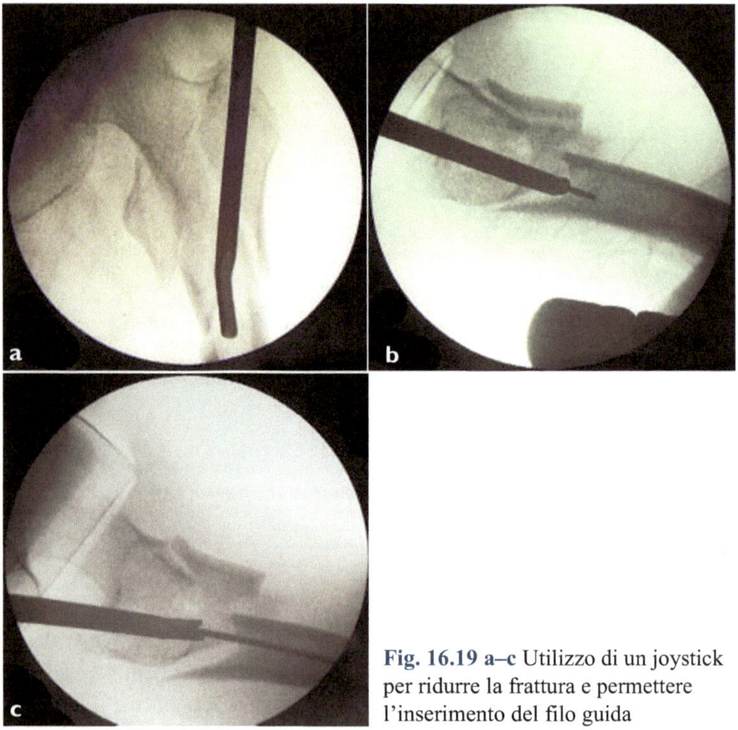

Fig. 16.19 a–c Utilizzo di un joystick per ridurre la frattura e permettere l'inserimento del filo guida

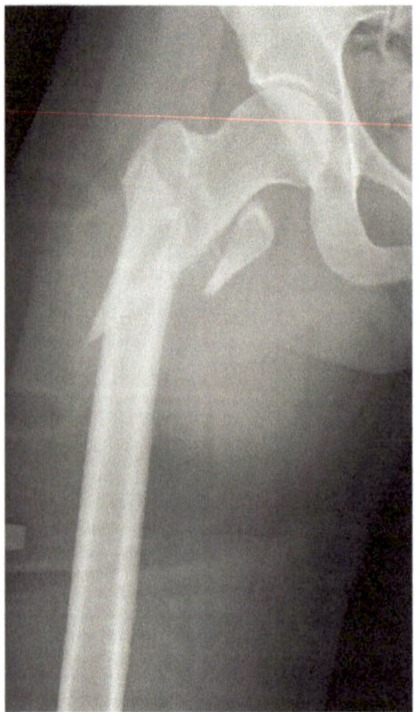

Fig. 16.20 Frattura sottotrocanterica del femore

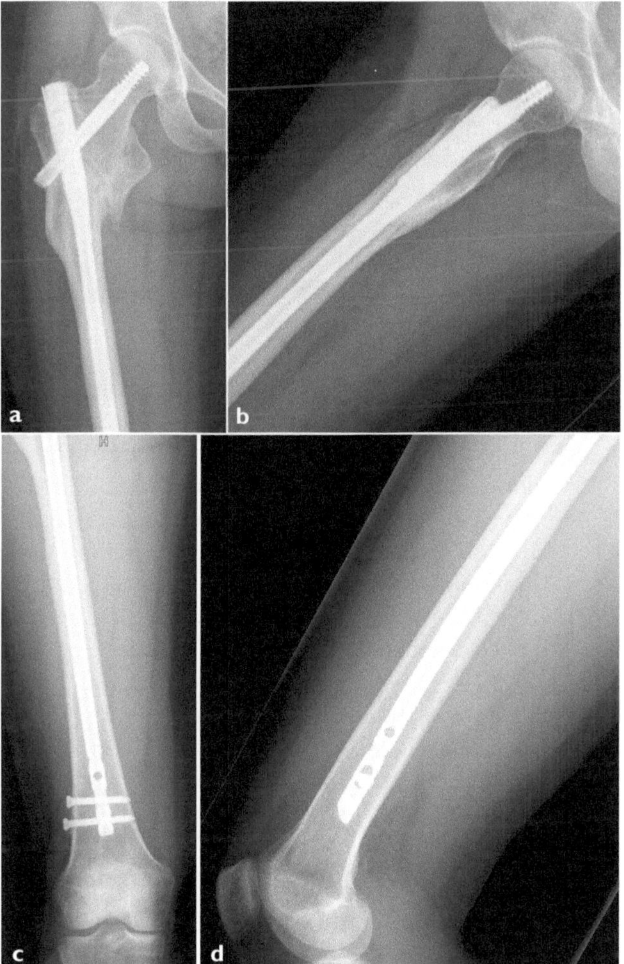

Fig. 16.21 a–d Osteosintesi con chiodo cefalo-midollare lungo

vamente e quindi reinserire il chiodo più all'interno favorendone la progressione con una piccola leva posta lateralmente ad esso. Verificate riduzione e stabilità dell'impianto, si procede al bloccaggio prossimale e distale con viti (Figg. 16.20, 16.21).

La mobilizzazione inizia nelle 24–48 ore successive, con possibilità di deambulazione assistita fin dai primi giorni e carico completo raggiungibile, solitamente, in 30–45 giorni.

Fratture diafisarie del femore

Interessano il corpo femorale (classificazione AO/OTA www.ota.org/compendium/compendium.html), che rappresenta il segmento cilindrico corticale più lungo dello scheletro umano, iniziando 5 cm circa al di sotto del piccolo trocantere per terminare all'inizio della biforcazione della linea aspra. Sono più frequenti nei giovani tra i 15 e i 24 anni in seguito a traumi ad alta energia, ma possono verificarsi anche nell'anziano, soprattutto donne oltre 75 anni, in seguito a cadute banali. L'abbondanza di tessuti molli, in particolare muscoli, favorisce la loro guarigione, anche in presenza di ampie esposizioni.

La clinica è di regola molto eclatante, con dolore acuto e impotenza funzionale assoluta, notevole tumefazione della coscia (le perdite ematiche superano 1–1,5 litri, con necessità di trasfusioni in circa il 40% dei casi), deformità e accorciamento dell'arto. È importante ricordare che sono frequentemente associate ad altre lesioni distrettuali quali fratture del collo femorale, frattura-lussazione d'anca, lesioni capsulo-legamentose del ginocchio, fratture della tibia (*floating knee*): questo indirizzerà nella richiesta di esami radiografici che dovranno includere, perlomeno, le articolazioni a monte e a valle. Se presenti in un contesto di politrauma, andranno esaminati bacino e colonna vertebrale.

La classificazione AO/OTA distingue, sostanzialmente, tre gruppi principali in base a sede e grado di comminuzione.

Trattamento

Le attuali conoscenze in termini di osteogenesi ripartiva, e le tecnologie a disposizione del traumatologo, impongono, pressoché costantemente, un trattamento chirurgico, in grado di ridurre adeguatamente il segmento fratturato, favorire la formazione di callo periostale indotto, permettere una rapida ripresa funzionale con reinserimento nelle comuni attività proprie della vita di relazione.

Trattamento conservativo

Basato sulla trazione transcheletrica a filo e successivo apparecchio gessato pelvi-podalico, trova ancora indicazione in età pediatrica e nell'infanzia e, molto raramente, nei casi a elevatissimo

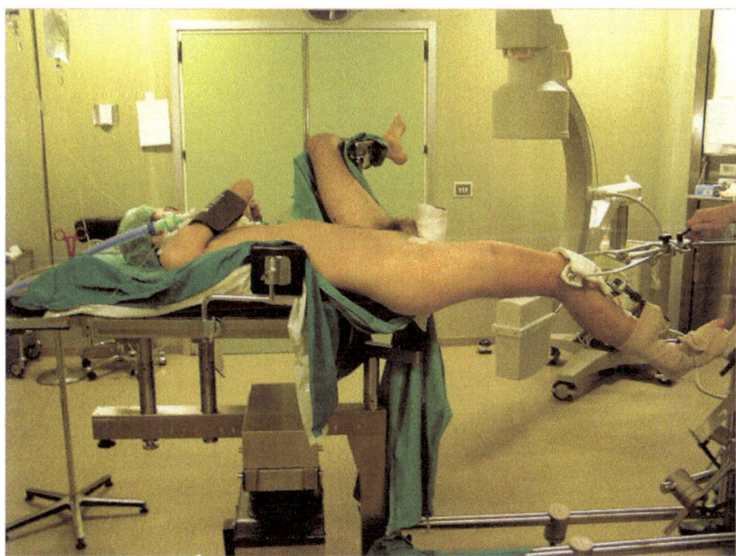

Fig. 16.22 Paziente su letto di trazione

rischio anestesiologico-operatorio. Nelle fratture pediatriche, all'atto della confezione dell'apparecchio gessato, sarà opportuno allineare i monconi con un certo accorciamento (comunque non superiore a 2 cm), essendo prevedibile un compenso da parte del fisiologico processo di accrescimento scheletrico.

Trattamento chirurgico

Con un consenso ormai pressoché unanime, è appannaggio dell'inchiodamento endomidollare bloccato statico/dinamizzabile, da utilizzare, possibilmente, con tecnica a cielo chiuso: questo impone una strategia quanto più possibile semplice, riproducibile e alla portata di tutti. Il paziente (Fig. 16.22) giace supino su letto di trazione, con filo transcondilico posizionato distalmente e posteriormente; la contro-trazione è garantita da un cilindro pubico, molto ben imbottito; il tronco sarà piegato verso il lato opposto e fermato da un pressore toracico; l'arto sano posizionato su cosciale e abdotto il più possibile per garantire l'accesso dell'amplificatore di brillanza, l'esecuzione delle proiezioni ortogonali standard e il bloccaggio distale del chiodo. L'incisione, di circa 2 cm, inizia

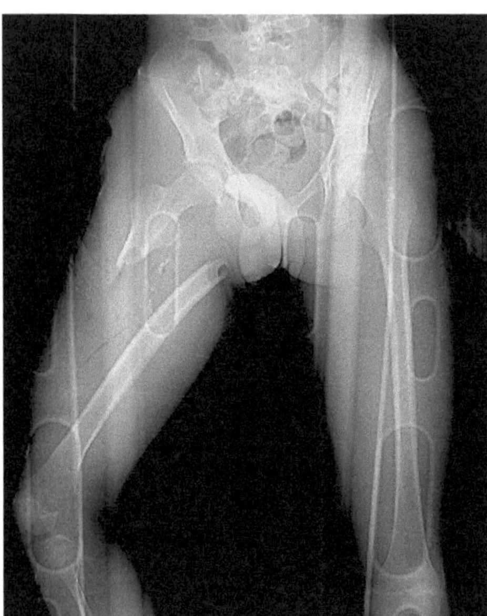

Fig. 16.23 Frattura terzo prossimale diafisaria del femore

prossimalmente all'apice del gran trocantere e segue una direzione disto-prossimale; include la fascia glutea, mentre le fibre del medio gluteo vengono divaricate longitudinalmente consentendo la palpazione dell'apice trocanterico fino alla fossetta del piriforme qualora si preferisca tale accesso in funzione del chiodo utilizzato. Localizzato il centro del gran trocantere, lo si perfora con punteruolo per consentire l'inserimento del filo-guida con oliva, opportunamente piegato di alcuni gradi in punta per favorire l'ingresso nel moncone distale, solitamente retroposto e varizzato (l'aiuto eseguirà una manovra riduttiva esterna in direzione postero-anteriore e medio-laterale). Si eseguono, quindi, l'alesaggio e il bloccaggio (Figg. 16.23, 16.24). L'inchiodamento retrogrado può offrire vantaggi soprattutto nel grande obeso.

Qualora la frattura sia presente in un quadro di politraumatismo con paziente instabile, verrà trattata temporaneamente con un fissatore esterno in urgenza e, non appena possibile (solitamente dopo 5–7 giorni), stabilizzata definitivamente con chiodo endomidollare bloccato.

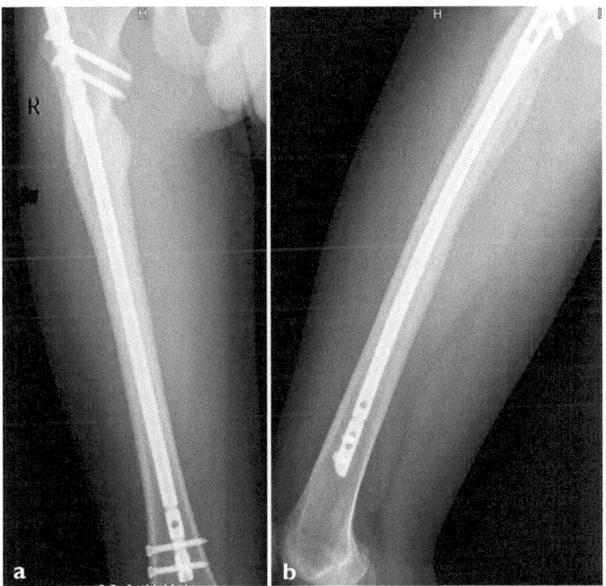

Fig. 16.24 a,b Osteosintesi con chiodo endomidollare bloccato

La mobilizzazione è pressoché immediata; il carico assistito, secondo *soglia del dolore*, inizia in 2ª–3ª giornata; la dimissione può avvenire in 4ª–5ª giornata; il carico libero e completo è quasi sempre possibile entro 30 giorni.

Nei bambini al di sotto dei 10 anni è possibile utilizzare chiodi elastici di piccolo diametro inseriti per via retrograda perforando le corticali (montaggio ad archi secanti) laterale e mediale sopra la cartilagine di accrescimento; ovvero avvalersi della fissazione esterna assiale.

Fratture distali del femore

Le fratture distali rappresentano all'incirca il 7% di tutte le fratture femorali, con picchi di incidenza nei giovani, quale conseguenza diretta di traumi ad alta energia, e nell'anziano, in seguito a cadute anche banali, favorite dall'osteoporosi.

Si dividono in *extra-articolari* o *sovracondiloidee* e *intra-articolari* o *condiloidee propriamente dette*, secondo la classificazione AO/OTA.

Fratture sovracondiloidee extra-articolari

La regione sovracondiloidea è identificata anteriormente da un piano passante per il tubercolo degli adduttori, mentre posteriormente inizia al termine della biforcazione della linea aspra, estendendosi prossimalmente per circa 10 cm.

La clinica è caratterizzata da dolore, impotenza funzionale e notevole tumefazione; la diagnosi è possibile con i radiogrammi standard nelle due proiezioni ortogonali del ginocchio, mostrando la classica scomposizione determinata dalle inserzioni dei gemelli: proprio questa deve indirizzare verso un'attenta valutazione vascolare (rilievo dei polsi periferici, termotatto dell'estremità) per possibile lesione della arteria poplitea, e nervosa (conservazione della flesso-estensione di piede e dita, sensibilità). Nel dubbio eseguire radiogrammi dell'anca omolaterale, essendo possibile l'associazione con fratture in tale sede.

Trattamento conservativo

Da riservare, quasi esclusivamente, a fratture in età pediatrica composte e/o facilmente riducibili e contenibili in apparecchio gessato pelvi-podalico per 30–45 giorni.

Trattamento chirurgico

Ad eccezione dei casi in cui sia necessario attuare il *Damage Control*, e si debba quindi procedere a una rapida stabilizzazione in urgenza con un fissatore esterno, l'osteosintesi interna corticale e quella endomidollare rappresentano scelta elettiva grazie all'introduzione di nuove soluzioni quali placche poli-assiali, multiplanari e a stabilità angolare, e chiodi retrogradi anatomici bloccati. Le placche di ultima generazione sono fornite di uno strumentario che ne consente l'applicazione per scivolamento sull'osso partendo da una piccola incisione paracondiloidea esterna (Figg. 16.25–16.28), e consentono di trattare adeguatamente anche le fratture dell'anziano su terreno osteoporotico, offrendo la possibilità di una mobilizzazione precoce grazie all'elevata stabilità primaria ottenibile. La riduzione è spesso ottenibile anche a cielo chiuso, ponendo un rullo in lattice tra femore e letto chirurgico andando, così, a estendere il moncone distale, associando una trazione manuale ovvero applicando temporaneamente un distrattore.

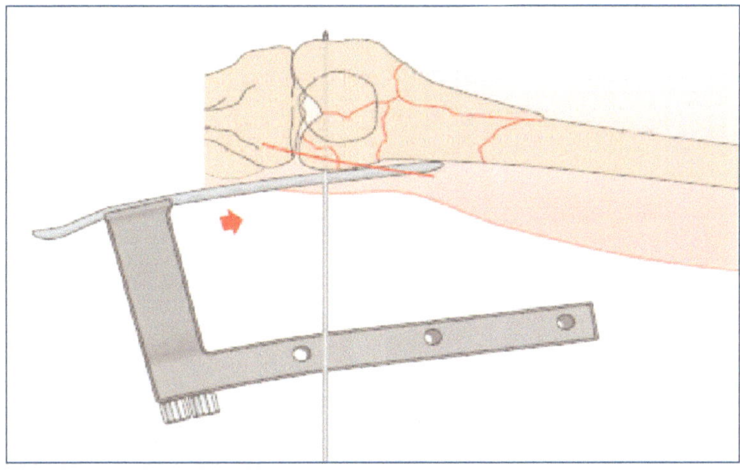

Fig. 16.25 Posizionamento per scivolamento sub-vastus della placca a stabilità angolare secondo la tecnica MIPO

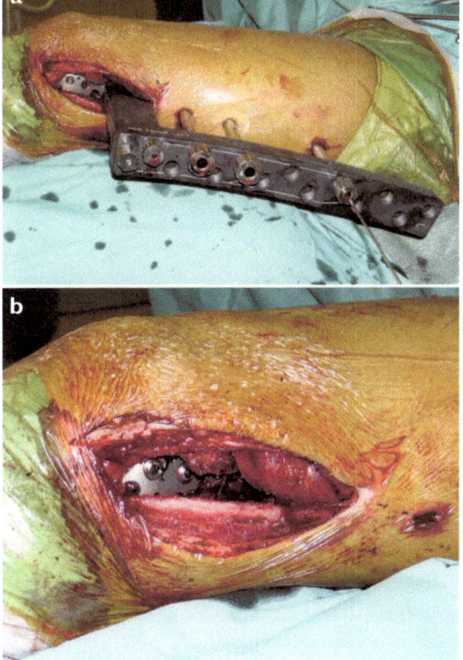

Fig. 16.26 a,b Posizionamento per scivolamento sub-vastus della placca a stabilità angolare secondo la tecnica MIPO

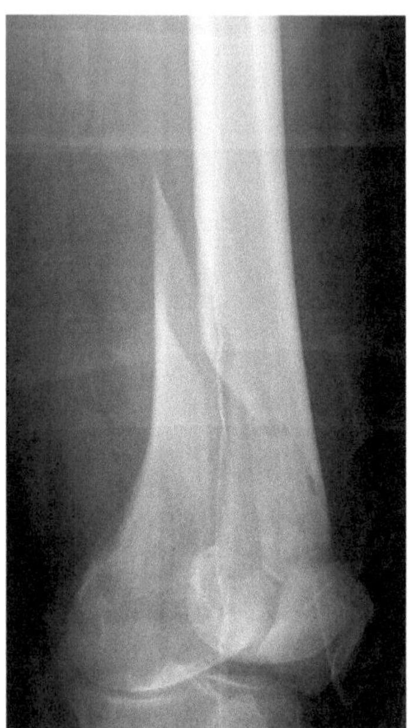

Fig. 16.27 Frattura sovra-dia-condiloidea del femore

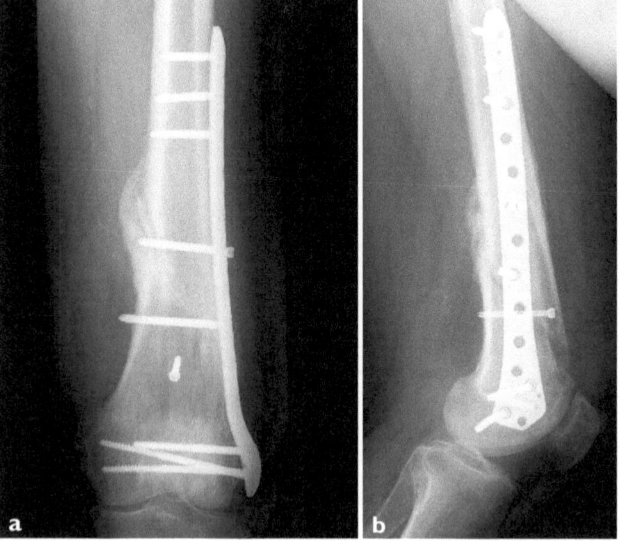

Fig. 16.28 a,b Osteosintesi con placca a stabilità angolare

Fratture condiloidee intra-articolari

Interessano in varia misura i due condili femorali e la loro superficie articolare. La clinica è pressoché sovrapponibile, mentre per la diagnosi e la pianificazione della ricostruzione articolare è necessaria una TC 2D, con eventuali ricostruzioni 3D.

La strategia chirurgica è diversa, in quanto sono spesso necessarie ampie artrotomie per ridurre i diversi frammenti e ricostruire il piano articolare: l'accesso standard è quello laterale diretto che sfrutta il setto intermuscolare laterale fino al tratto ileo-tibiale, e artrotomia prolungata fino al tubercolo del Gerdy a consentire lo spostamento mediale dell'apparato estensore. È solitamente necessaria una riduzione interframmentaria temporanea con fili di Kirschner della componente articolare, che viene sintetizzata definitivamente con viti da spongiosa da 5 o 6 mm inserite nei quadranti superiore e inferiore della superficie laterale del condilo femorale esterno, in maniera tale da permettere la giustapposizione della placca a stabilità angolare poliassiale, indispensabile al fine di solidarizzare il massiccio condilare con il segmento metadiafisario. Nell'anziano osteoporotico e in presenza di ampia comminuzione interframmentaria e del muro mediale, può essere indicata un'osteointegrazione primaria.

Entità a sé rappresenta la frattura di Hoffa che interessa il condilo femorale mediale con una rima frontale o coronale: in quanto lesione isolata è molto rara, mentre è più frequentemente associata a quella del restante massiccio articolare. Impone una sintesi interframmentaria con viti antero-posteriori o postero-anteriori.

Come per ogni lesione articolare che interessa la superficie cartilaginea, è importante la mobilizzazione precoce sia passiva (CPM) che attiva; il carico, al contrario, viene iniziato dopo 30–45 giorni

Capitolo 17
Fratture e lussazioni del ginocchio

Fratture della rotula

La rotula è il principale e più voluminoso osso sesamoide del corpo umano, inserito tra tendine quadricipitale e rotuleo, in grado di proteggere la superficie articolare condilica e permettere il buon funzionamento dell'apparato estensore del ginocchio incrementando la leva e, conseguentemente, la forza del quadricipite. La frattura può prodursi sia per meccanismo diretto (urto) che indiretto, ogni qualvolta un'iperflessione non sia compensata da contrazione adeguata del quadricipite, con distacchi ossei parcellari ovvero rotture tendinee.

Essendo diversi i meccanismi traumatici, come pure la loro intensità, è possibile osservare fratture morfologicamente diverse, dalla classica frattura trasversa a comminuzioni di vario grado (www.ota.org/compendium/compendium.html). L'impotenza funzionale è costante, come pure la tumefazione legata all'emartro, e la diagnosi è ottenibile dai radiogrammi standard.

Trattamento conservativo

Da riservare unicamente alle fratture composte, è basato sull'applicazione di una ginocchiera gessata per 4–5 settimane, con carico assistito da bastoni canadesi.

Guida tascabile di traumatologia, F. Biggi
DOI: 10.1007/978-88-470-5668-8_17,

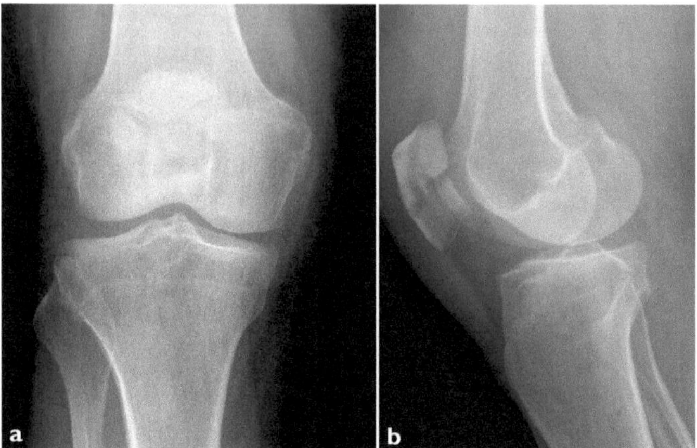

Fig. 17.1 a,b Frattura pluriframmentaria della rotula

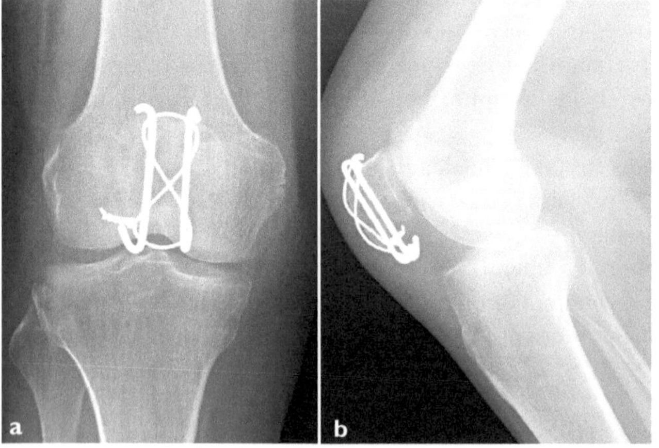

Fig. 17.2 a,b Osteosintesi con due fili di Kirschner e cerchiaggio metallico

Trattamento chirurgico

L'incisione longitudinale è in grado di assicurare un'ampia esposizione della rotula e delle inserzioni tendinee, rendendo possibile la riduzione dei frammenti (verificare sempre, previa incisione del legamento alare, la congruenza della superficie articolare) e la loro stabilizzazione con doppio cerchiaggio dinamico, *Zuggurtung* (cerchiaggio ancorato a 2 fili di Kirschner paralleli e transossei), o duplice avvitamento cannulato con cerchiaggio (Figg. 17.1, 17.2). La mobilizzazione passiva (CPM) e attiva devono essere iniziate precocemente, e il carico assistito è possibile fin dall'inizio. La consolidazione rappresenta la regola a fronte di un trattamento ben condotto. La patellectomia è da evitarsi salvo comminuzione polare, ovvero pluriframmentazione con osso non ricostruibile.

Lussazioni del ginocchio

Lussazione della rotula

È pressoché costantemente laterale, causata da un trauma indiretto a ginocchio flesso e gamba extra-rotata, e favorita da dimorfismi della troclea e delle faccette rotulee oltre che da mal-allineamento dell'apparato estensore. La riduzione è spesso spontanea e, quando ciò non accade, dopo esecuzione dei radiogrammi standard si procede manualmente con una digito-pressione in senso latero-mediale a ginocchio esteso. Segue, dopo controllo radiografico, l'applicazione di ginocchiera conformata per 3–4 settimane, riservando il trattamento chirurgico ricostruttivo alle recidive.

Lussazione femoro-tibiale

La lussazione traumatica del ginocchio è evento poco frequente, ma dalle enormi potenzialità invalidanti. È determinata da traumi ad alta energia, e la sua reale incidenza è probabilmente sottostimata perché la riduzione avviene spontaneamente nel 20–50% dei casi: è comunque sempre presente una lesione complessa del sistema capsulo-legamentoso, la cui ricostruzione è, solitamente, differita.

Di fronte all'evidenza clinica di una lussazione femoro-tibiale, confermata dai radiogrammi standard, bisogna procedere immediatamente alla riduzione con manovre manuali (trazione tibiale e pressione in varo/valgo sulla tibia in rapporto alla sede della dislocazione), e al riallineamento dei segmenti, immobilizzando temporaneamente l'arto per il trasporto. Andrà quindi effettuata un'attenta valutazione vascolare (possibile danno dell'arteria poplitea, nel dubbio eseguire angiografia o Angio-TC) e neurologica (possibile danno del nervo peroneo comune o di uno dei suoi rami).

Ottenuta la riduzione, l'arto verrà immobilizzato in apparecchio gessato ovvero ortesi conformata per 4–6 settimane, al termine delle quali può iniziare il trattamento riabilitativo. Una RMN potrà chiarire le lesioni capsulo-legamentose associate, il cui trattamento dipenderà dalla stabilità dell'articolazione, dall'età del paziente e dall'entità della richiesta funzionale.

Nel caso in cui la riduzione sia impossibile per l'elevato grado di instabilità, oppure sia stato necessario un tempo chirurgico vascolare, si potrà utilizzare un fissatore esterno "a ponte".

Capitolo 18
Fratture della tibia

La tibia forma con il perone lo scheletro assiale della gamba, ed è l'osso diafisario più frequentemente fratturato (circa 26 casi ogni 100.000 abitanti, con picco di età compreso tra i 15 e i 19 anni) in seguito a incidenti stradali, traumi da sport, cadute dall'alto e infortuni in ambiente di lavoro. È un osso tubulare che presenta due epifisi articolari, prossimale e distale, e una diafisi che sostiene l'85–90% del peso corporeo, contribuendo il perone per il restante 10–15%: essendo la sua superficie antero-mediale pressoché sottocutanea, è frequente l'osservazione di lesioni con diverso grado di esposizione. Le fratture del perone, in quanto tali, non rivestono interesse chirurgico, ad eccezione di quelle malleolari.

Distingueremo *fratture epifisarie prossimali* o *dei piatti tibiali*, *fratture diafisarie* e *fratture epifisarie distali* o *del pilone tibiale*.

Fratture dei piatti tibiali

Sono lesioni relativamente frequenti, superando di poco l'1% del totale e arrivando all'8% nell'anziano, con un picco a ridosso dei 40–50 anni. Le lesioni isolate riguardano, nel 55–70% dei casi, il piatto laterale, nel 10–15% il mediale, mentre entrambi sono interessati nel 10–25% del totale. Sono causate, per lo più, da una forza applicata assialmente e contemporaneamente in varismo (più frequente) o valgismo come accade nel giovane per incidenti motociclistici, ovvero nell'anziano osteopenico per cadute anche banali: la morfologia ricalca la qualità dell'osso, per cui sarà più tipico osservare fratture-separazione nel giovane e fratture-affondamento nell'anziano.

Guida tascabile di traumatologia, F. Biggi
DOI: 10.1007/978-88-470-5668-8_18,

La clinica è solitamente eclatante con impotenza funzionale del ginocchio, emartro, lassità in varo-valgo, sofferenza delle parti molli (traumi ad alta energia), possibile interessamento del tronco popliteo (lesione dell'intima da strappo e trombosi secondaria) e del nervo peroneo comune (neurapraxia da stiramento). La diagnosi è di norma possibile con i radiogrammi standard, ma come per ogni lesione che coinvolga le superfici articolari sarà opportuno eseguire una TC 2-3D per pianificare la ricostruzione e la necessità di osteointegrazione primaria. La RMN può essere indicata per meglio valutare pre-operatoriamente le eventuali lesioni associate (presenti, a seconda delle casistiche e della struttura coinvolta, soprattutto i menischi, nel 10–70% dei casi), anche se le tecniche di riduzione e stabilizzazione, sia a cielo aperto che mini-invasive artroscopico-assistite, consentono l'esplorazione diretta e il trattamento.

Le classificazioni più comunemente utilizzate sono quelle AO/OTA (www.ota.org/compendium/compendium.html) e quella di Schatzcker: entrambe descrivono le lesioni in base alla morfologia e grado di complessità, identificando fratture da separazione, da affondamento (solitamente monocondilari esterne) e complesse (spesso bicondilari con pluriframmentazione).

Il trattamento conservativo (apparecchio gessato oppure ortesi cruro-podalici per 4–5 settimane in scarico) può essere indicato per fratture composte, oppure in anziani defedati ovvero non-deambulanti. Il trattamento chirurgico segue i principi comuni a tutte le fratture che interessano i distretti articolari:

- riduzione quanto più possibile anatomica;
- stabilizzazione meccanicamente valida;
- tecnica *tissue sparing* per il massimo rispetto delle parti molli;
- osteointegrazione primaria quando necessaria;
- mobilizzazione precoce;
- carico differito per 3–6 settimane.

Fondamentale il timing: in presenza di esteso coinvolgimento delle parti molli, come tipicamente accade nei traumi ad alta energia, ma anche nel politraumatizzato instabile, sarà opportuno differire il trattamento definitivo, limitandosi all'applicazione di un fissatore esterno a ponte, o anche a un'ortesi conformata mantenendo l'arto in posizione antideclive su Zuppinger o telaio di Bohler.

Esistono 3 differenti possibilità: 1) chirurgia a cielo aperto; 2) *Minimally Invasive Percutaneous Osteosynthesis* (MIPO); e 3) fissazione esterna monoassiale, circolare o ibrida.

Chirurgia a cielo aperto

Utilizza vie di accesso postero-mediale, antero-laterale e combinate, con accesso sotto-meniscale alle superfici articolari, viti da spongiosa e da corticale, placche anatomiche sia tradizionali (a basso profilo e conformate), che di ultima generazione (stabilità angolare, poliassialità, strumentario dedicato con guide esterne per MIPO), particolarmente indicate in presenza di osteoporosi. In caso di frattura per separazione, ottenuta con pinza la riduzione e fissati temporaneamente i frammenti con fili di Kirschner, potranno essere sufficienti 2 viti da spongiosa da 5 o 6,5 mm con rondella, ovvero una placca di neutralizzazione; in presenza di affondamento, una volta ripristinato il piano articolare (creazione di sportello metafisario per inserire un battitore che risolleva, sotto controllo ampliscopico, la parte depressa), sarà opportuno considerare l'osteointegrazione con materiale omologo (osso di banca) o altro sostituto, e procedere poi alla definitiva stabilizzazione con viti da spongiosa libere o inserite su placca; nel caso, infine, di lesioni complesse, potrà rendersi necessaria una doppia stabilizzazione mediale e laterale con placche. Questa chirurgia, come le altre, viene effettuata con paziente supino su tavolo radio-trasparente, amplificatore di brillanza di fronte all'operatore, spessore retropopliteo, in regime di profilassi antibiotica e trombo-embolica, e non necessita di applicazione del laccio pneumatico.

MIPO

È basato sull'utilizzo di manovre riduttive dirette (manipolazioni, strumenti ancillari dedicati per uso percutaneo), indirette (fissatore esterno/distrattore temporaneo), e l'applicazione di placche anatomiche poliassiali a stabilità angolare attraverso piccole incisioni cutanee, facendole scivolare sulla corticale ossea con apposito manipolo (Fig. 18.1), ad esse strettamente vincolato, che consente l'inserimento di viti transcorticali attraverso cannule che corrispondono a suoi fori numerati, e ai relativi fori della placca (Figg. 18.2, 18.3).

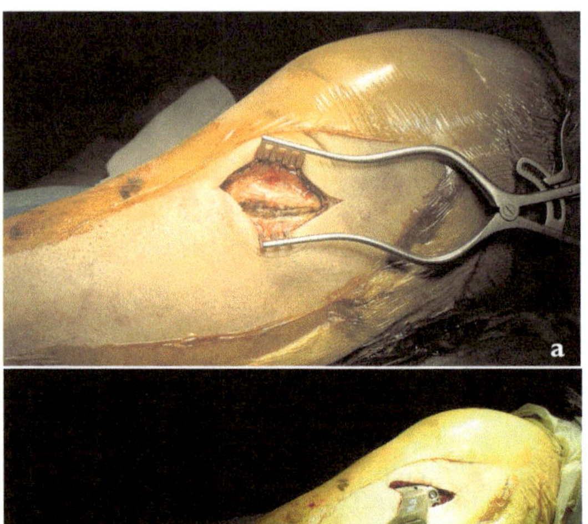

Fig. 18.1 a,b Mini-accesso antero-laterale alla tibia prossimale e posizionamento per scivolamento della placca a stabilità angolare secondo la tecnica MIPO

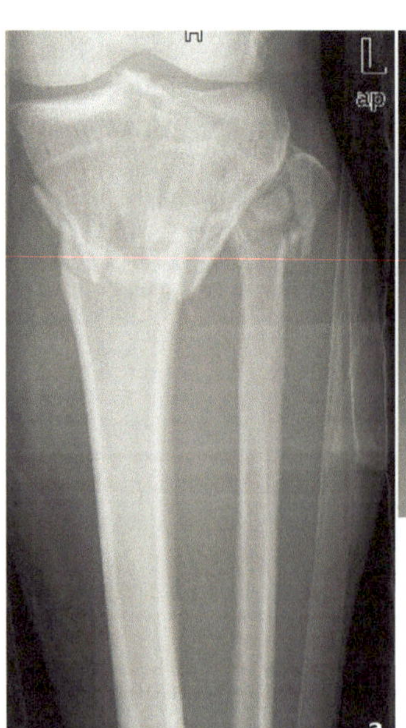

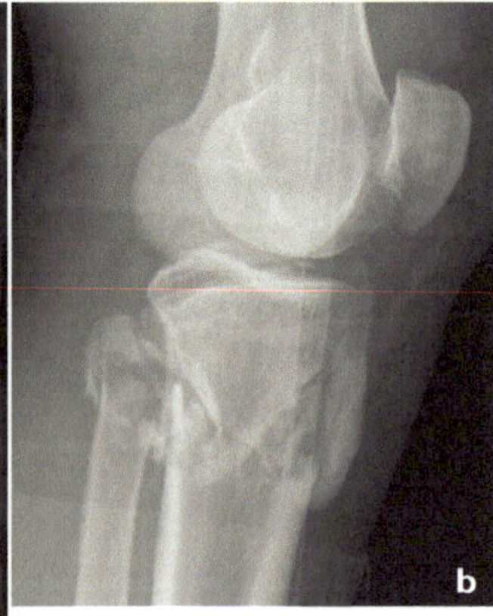

Fig. 18.2 a,b Frattura complessa meta-epifisaria prossimale di tibia

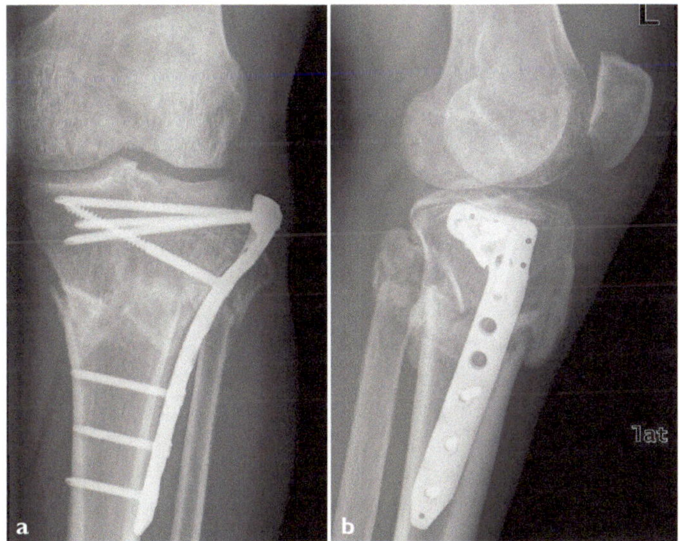

Fig. 18.3 a,b Osteosintesi con placca a stabilità angolare

Fissazione esterna

Nei distretti articolari si avvale, con maggior frequenza, di montaggi con fili radiali poliassiali fissati ad anelli circolari, a loro volta solidarizzati tra loro con barre longitudinali; ovvero a montaggi "ibridi", con fili e anello per il segmento epifisario, e fiches corticali diafisarie connesse a un morsetto, a sua volta solidarizzato con barre all'anello (disegno/immagine).

Indipendentemente dalla tecnica utilizzata, è opportuno ricordare che, come tutte le fratture e, in particolare, quelle articolari, sono soggette a complicazioni diverse (e incidenti in percentuali diverse a seconda degli autori) quali *rigidità articolare per possibile artrofibrosi*, *mal consolidazioni*, *pseudoartrosi*, *infezione*, *sindrome compartimentale*, *artrosi post-traumatica*.

Fratture diafisarie

Sono causate sia da trauma diretto che indiretto, anche a bassa energia, in grado di determinarne morfologia e gravità. Sono classificate secondo AO/OTA (vedi www.ota.org/compendium/compendium.html) in un crescendo progressivo di gravità, scomposizione e instabilità. Sono spesso esposte e altrettanto frequentemente associate a lesioni delle parti molli. Per la diagnosi sono sufficienti i radiogrammi standard nelle due proiezioni ortogonali. All'atto della diagnosi, anche in assenza di radiogrammi, sarà comunque importante correggere immediatamente e manualmente eventuali deformità del segmento, quindi porre l'arto in tutore semirigido e, dopo verifica dello stato circolatorio (polsi periferici e termotatto) e neurologico (flesso-estensione attiva di piede e dita, sensibilità), avviare il paziente alla radiologia. Se le condizioni locali e generali lo consentono, andrà condotto in sala operatoria per il trattamento definitivo; se, al contrario, questo non è possibile, applicare un fissatore esterno o una trazione trans-calcaneare ponendo l'arto su Zuppinger, iniziando immediatamente una profilassi della TVP e, in presenza di esposizione, dell'infezione con antibiotico a largo spettro. Valutare sempre la necessità di profilassi o richiamo antitetanico in presenza di ferite ampiamente contaminate.

Trattamento conservativo

Può essere indicato nelle fratture in età pediatrica, in quelle composte, e in soggetti defedati non deambulanti. Qualora, per qualsivoglia motivo, si decida di trattare conservativamente una frattura di tibia, si dovrà porre l'arto inferiore in apparecchio gessato cruro-podalico a ginocchio flesso di circa 30° e tibio-tarsica ad angolo retto (accettando angolazioni in varo/valgo <5°, procurvato-recurvato <8–10°, accorciamento <10 mm, diastasi <5 mm, e un contatto cortico-corticale superiore al 50% della sezione dell'osso); mantenerlo per 30–45 giorni con controllo radiografico dopo 7 e 15 giorni e, alla rimozione, confezionare stivaletto gessato da carico o tutore conformato per ulteriori 30 giorni.

Trattamento chirurgico

L'evoluzione delle conoscenze in termini di osteogenesi riparativa e lo sviluppo di nuovi mezzi di sintesi hanno fatto sì che venga sempre più largamente utilizzato, consentendo riduzione e stabiliz-

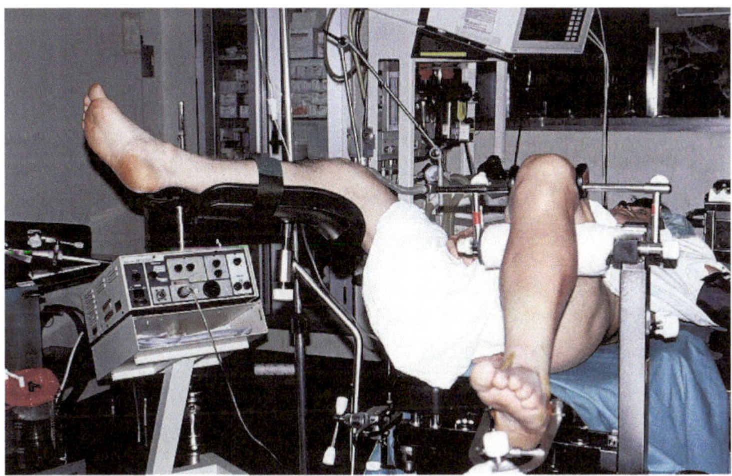

Fig. 18.4 Paziente su letto di trazione con trazione transalcaneare e arto controlaterale in posizione ginecologica

zazione della frattura, osteogenesi ripartiva indotta, precoce recupero funzionale ed elevata percentuale di buoni risultati. Lo standard attuale è rappresentato dall'Inchiodamento Endomidollare Bloccato Statico Dinamizzabile (IEBSD), utilizzando chiodi di ultima generazione che facilitano l'introduzione grazie al disegno anatomico, e assicurano un bloccaggio multiplanare prossimale e distale. La tecnica standard prevede il posizionamento del paziente supino su letto di trazione con appoggio pubico; l'arto fratturato in trazione transcalcaneare a filo, e appoggio retropopliteo con pressori condilici antirotazionali; l'arto sano su cosciale in posizione "ginecologica", per non interferire col chirurgo e con l'amplificatore di brillanza, consentendo le due proiezioni standard antero-posteriore e latero-laterale (Fig. 18.4). Questo consente, pressoché costantemente, di riallineare il segmento scheletrico. L'incisione, di circa 2 cm, è paratendinea rotulea mediale in caso di frattura medio-diafisaria o distale, ovvero laterale in presenza di frattura prossimale; viene perforata la mensola tibiale nella sua parte sovratuberositaria, e inserito il filo guida nel canale midollare, facendolo procedere dal moncone prossimale in quello distale abbinando alla pressione le necessarie manovre riduttive; si esegue, quindi, l'alesaggio e l'infissione dell'infibulo, che verrà bloc-

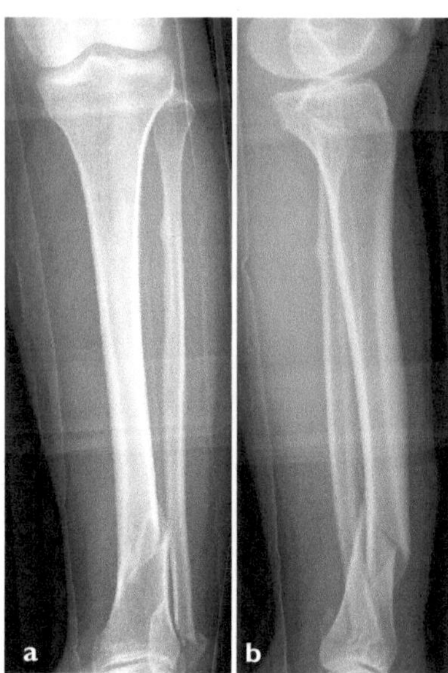

Fig. 18.5 a,b Frattura biossea terzo distale gamba

cato nella configurazione programmata. Questa tecnica può essere utilizzata anche in presenza di frattura esposta, sia in urgenza che in differita (conversione dopo stabilizzazione temporanea con fissatore esterno); l'utilizzo, invece, di chiodi non alesati, è sempre meno indicato, stante la maggior incidenza di mal consolidazioni e pseudoartrosi dovute, per lo più, al loro ridotto diametro. Qualche nota di tecnica: le *fratture prossimali* tendono a scomporsi in valgo e anteposizione per trazione da parte del quadricipite sulla TTA, quindi l'accesso dovrà essere laterale, il moncone prossimale flesso e varizzato con punteruolo, e, se necessario, infisse viti transcorticali per indirizzare la progressione del chiodo (tecnica di Pollar); le *fratture diafisarie* vengono ben ridotte con manovre esterne, oppure utilizzando il chiodo infisso nel moncone prossimale come joy-stick per ottenere la corretta progressione del filo-guida; le *fratture distali* necessitano di un accesso mediale, di un posizionamento centrale del filo-guida nelle due proiezioni, e dell'osteosintesi del perone se fratturato distalmente (Figg. 18.5, 18.6).

Anche la fissazione esterna può essere utilizzata fin dall'inizio per un trattamento definitivo, specie nell'infanzia e in presenza di importante compromissione delle parti molli: peraltro, la necessa-

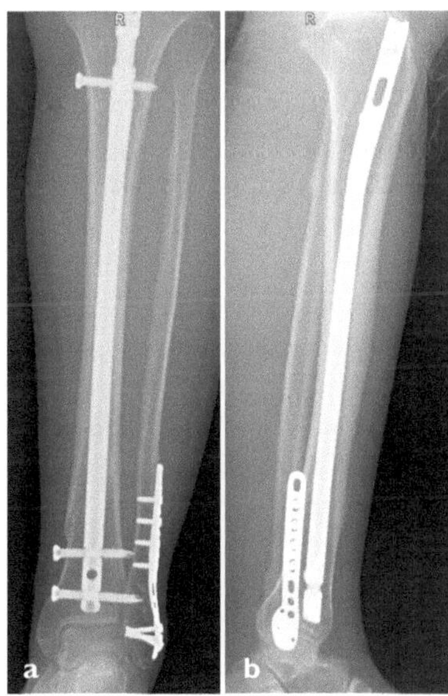

Fig. 18.6 a,b Osteosintesi con chiodo endomidollare bloccato della tibia e con placca del perone

ria gestione dell'impianto, il monitoraggio della evoluzione osteoriparativa (capacità di applicare stimoli in compressione e trazione), e la compliance dei pazienti, fanno propendere sempre più per l'IEBSD. Sembra, invece, sempre meno utilizzata la sintesi corticale interna con placche e viti, che deve, peraltro, essere considerata in presenza di estensione metafisaria ed epifisaria della lesione.

Le moderne tecniche di osteosintesi hanno pressoché fatto scomparire tutte le sequele un tempo note come "malattia da frattura", con percentuali elevatissime di guarigione.

Fratture del pilone tibiale

Rappresentano il 7–10% di tutte le fratture della tibia, interessando per lo più soggetti giovani (30–40 anni) in seguito a traumi ad alta energia. Sono lesioni difficili da trattare, con alte percentuali di complicanze e insuccessi indipendenti dal tipo di trattamento, ma sicuramente determinate dal grado iniziale di scomposizione, dal coinvolgimento della superficie articolare, dall'interessamento delle parti molli e dalla qualità della riduzione ottenuta. Sono classificate secondo AO/OTA (vedi www.ota.org/compendium/compendium.html) in un crescendo progressivo di gravità, scomposizione e instabilità. La clinica è sempre eclatante con dolore e impotenza funzionale, importante tumefazione ed ecchimosi della caviglia e possibili esposizioni; la diagnosi è radiologica, con necessità, in molti casi, di eseguire anche una TC per valutare il reale danno articolare e pianificare l'intervento.

Il trattamento conservativo è pressoché del tutto abbandonato, con larga diffusione delle tecniche di osteosintesi interna ed esterna: è fondamentale, peraltro, il timing del trattamento, evitando gesti chirurgici in presenza di sofferenza delle parti molli (edema diffuso, cute lucida e tesa, flittene, vaste soffusioni emorragiche), limitandosi, in urgenza, al riallineamento anatomico del segmento e al suo contenimento in valva gessata, ortesi preformata oppure Zuppinger con trazione trans calcaneare.

Osteosintesi corticale interna

Il paziente viene posto supino su letto ortopedico radiotrasparente per poter utilizzare l'amplificatore di brillanza; il riallineamento dei segmenti si ottiene con trazione longitudinale, sia manuale (filo trans calcaneare + staffa) che strumentale (distrattore); il perone è, solitamente, fratturato, e la sua riduzione e stabilizzazione con placca ripristina la morfologia del bulbo tibiale nonché la lunghezza del segmento, costituendo il primo tempo dell'intervento; si approccia, poi, il pilone con un accesso antero-laterale (Fig. 18.7), avendo cura di evitare scollamenti e deperiostizzazioni, e clivando esternamente la loggia muscolare: è necessaria, solitamente, una sintesi interframmentaria temporanea con fili di Kirschner (Fig. 18.8) per ricostruire l'epifisi tibiale (fondamentale la riduzione del muro esterno con l'inserzione della sindesmosi al tubercolo di Tillaux-Chaput); si posiziona, infine, una placca anatomica di ultima generazione (basso profilo, stabilità angolare, viti poliassiali), e si cerca di suturare evitando tensione dei margini (Fig. 18.9).

Fissazione esterna

È sicuramente indicata in presenza di sofferenza delle parti molli, e comprende montaggi non articolati a ponte (fiches trapassanti

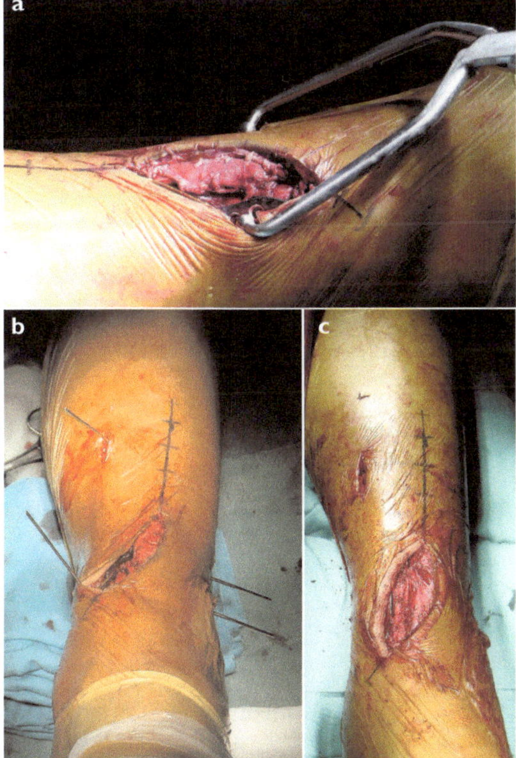

Fig. 18.7 a–c Mini-accesso antero-laterale alla tibia distale e posizionamento per scivolamento della placca secondo la tecnica MIPO

inserite nel calcagno, fiches transcorticali tibiali, morsetti e barre di solidarizzazione in diverse configurazioni), che consentono di mantenere la riduzione attraverso distrazione e legamentotaxis; montaggi articolati a ponte; montaggi ibridi, caratterizzati da fili, con o senza oliva, inseriti nell'epifisi tibiale, da fiches transcorticali tibiali, da un anello vincolato alle fiches e barre di connessione al morsetto tibiale.

Il carico, almeno inizialmente, non è consentito, per cui la deambulazione sarà possibile nei primi 30–45 giorni con l'ausilio di stampelle; al contrario, e quanto più esteso risulta essere il danno cartilagineo della superficie articolare, è importante la mobilizzazione articolare precoce sia attiva che passiva.

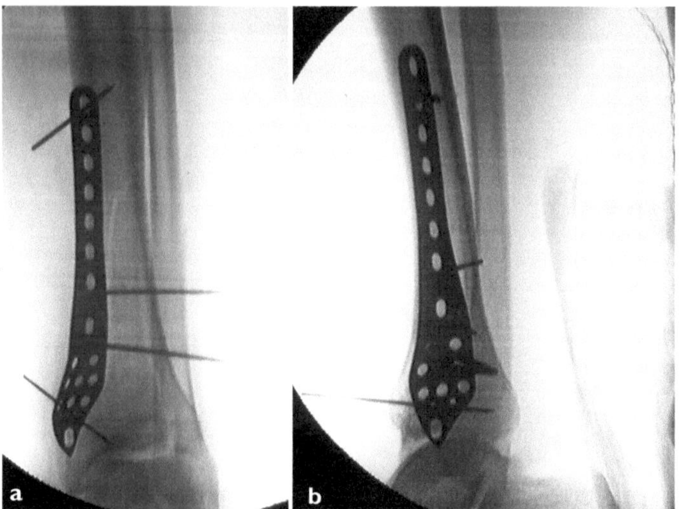

Fig. 18.8 a,b Riduzione della frattura e stabilizzazione temporanea della placca con fili di Kirschner sotto controllo ampliscopico

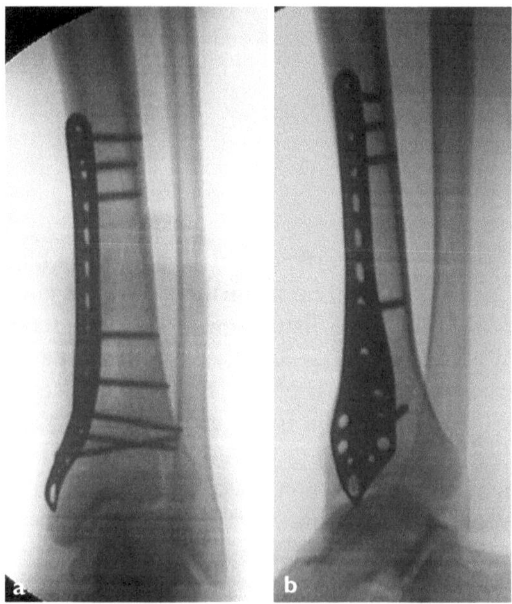

Fig. 18.9 a,b Osteosintesi definitiva della frattura del pilone tibiale con placca

Capitolo 19
Fratture malleolari

Caratterizzano le cosiddette *fratture della caviglia*, e sono lesioni articolari determinate, per lo più, da traumi indiretti di varia intensità con meccanismo di supinazione-extrarotazione (40–75%), supinazione-adduzione (10–20%), pronazione-extrarotazione (5–20%) e pronazione-abduzione (5–20%) secondo la classificazione sistematica di Lauge-Hansen. Possono essere isolate (malleolo mediale, laterale e posteriore) o combinate (bimalleolari e trimalleolari), e associate a lesioni dell'apparato capsulo-legamentoso (fratture-lussazioni) anteriore, laterale, mediale, posteriore e sindesmotico. Pur essendo molto frequenti nel sesso femminile e in età avanzata, non sono considerate, a differenza di altri distretti scheletrici, fratture da fragilità.

Sono caratterizzate, clinicamente, da dolore, tumefazione e impotenza funzionale, nonostante talora sia ancora possibile deambulare, e i pazienti si presentino a distanza di ore dall'evento traumatico: sarà fondamentale, a questo punto, valutare attentamente lo stato delle parti molli, soprattutto in presenza di flittene, a evitare trattamenti che potrebbero esitare in necrosi tissutali anche ampie, ritardi di consolidazione e infezioni. La diagnosi è quindi, solitamente, semplice, confermata dall'esecuzione di radiogrammi standard nelle due proiezioni ortogonali, con ricorso a esame comparativo in A-P in caso di dubbio circa la presenza di lesione della sindesmosi tibio-peroneale anteriore: è importante ricordare che, normalmente, vi è sovrapposizione del malleolo peroneale sul margine esterno della tibia (tubercolo di Tillaux-Chaput), mentre, in caso di lesione, lo spazio appare allargato, con sublussazione laterale dell'astragalo, la sovrapposizione è inferiore a 10 mm, e aumenta lo spa-

Guida tascabile di traumatologia, F. Biggi
DOI: 10.1007/978-88-470-5668-8_19,

zio tra astragalo e malleolo mediale oltre i 4 mm specie se concomita una lesione del legamento deltoideo.

Le classificazioni più note, oltre a quella di Lauge-Hansen, sono quella di Danis-Weber (basata sul livello della rima di frattura peroneale sotto/infra/sovra-legamentosa) e quella AO/OTA (vedi www.ota.org/compendium/compendium.html). La frattura alta del perone è quella di Maissoneuve.

Il trattamento è finalizzato a ripristinare la morfologia articolare, i suoi parametri radiografici, a consentire una mobilizzazione precoce e la ripresa della deambulazione: non esiste, nella gran parte dei casi, la necessità di intervenire in urgenza, ad eccezione della presenza di lussazione tibio-peroneo-astragalica (limitarsi alla riduzione, con contenzione in gambaletto semirigido che ne consenta la rapida rimozione in caso di intolleranza, e al posizionamento elevato e antideclive dell'arto per favorire il deflusso venoso e la risoluzione dell'edema), ovvero di esposizione (trasformare la lesione da aperta a chiusa, contenere il segmento, instaurare una terapia antibiotica ad ampio spettro e programmare il trattamento definitivo).

Trattamento conservativo

Può essere utilizzato in tutte le fratture composte, e in quelle con minima scomposizione ma riducibili con manipolazioni. È basato sull'utilizzo di gambaletto gessato o di tutore pre-conformato, mantenuto per 4–5 settimane, con astensione dal carico e utilizzo di bastoni canadesi, programmando un controllo radiografico dopo 7–10 giorni e alla rimozione. Deve comunque essere considerato in presenza di soggetti non più autonomi, di grave compromissione cutanea e delle parti molli, di arteriopatia obliterante, diabete mellito grave e artropatia neurogena, scompenso cardiaco e grave insufficienza cardio-respiratoria.

Trattamento chirurgico

Rappresenta lo standard, potendo garantire una riduzione anatomica, l'immediata ripresa della mobilità articolare, un carico assistito precoce e la rapida ripresa della vita di relazione. Abbina i due

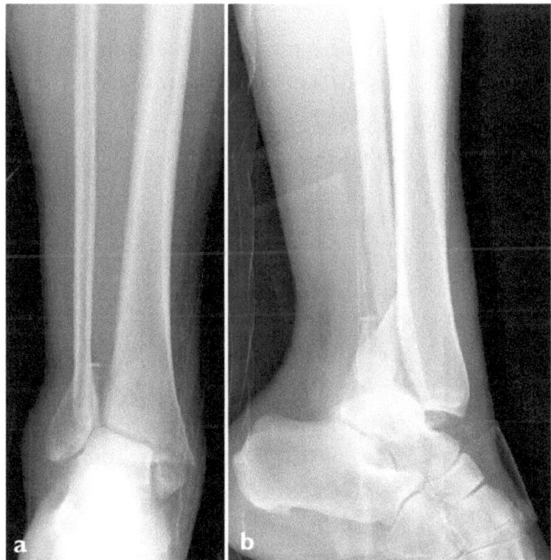

Fig. 19.1 a,b Frattura trimalleolare della caviglia

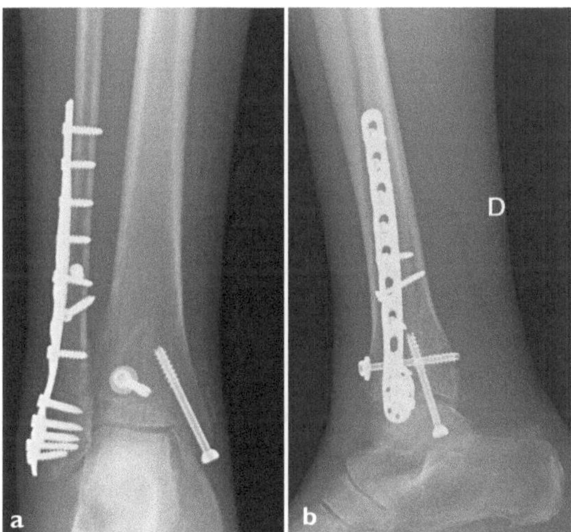

Fig. 19.2 a,b Osteosintesi con placca e viti

concetti di riduzione e fissazione interna (ORIF), e può essere eseguita appena possibile, ovvero fino a 7–10 giorni dopo il fatto traumatico, periodo solitamente sufficiente a risolvere la compromissione delle parti molli (Figg. 19.1, 19.2). È importante rispettare alcuni principi:

- il perone deve essere ridotto senza accorciamento né rotazione, e per raggiungere questo risultato è pressoché sempre necessario esporre il segmento scheletrico con un accesso laterale diretto (isolare e proteggere il nervo safeno esterno), ridurlo evitando deperiostizzazioni, e stabilizzarlo con placche anatomiche a basso profilo e viti;
- solo in presenza di lesione bassa o sottolegamentosa la sintesi può essere affidata allo Zuggurtung o a vite cannulata da spongiosa non inferiore a 3,5 mm di spessore;
- il malleolo mediale può essere adeguatamente ridotto con un piccolo accesso obliquo a concavità posteriore, stabilizzato temporaneamente con filo di Kirschner e definitivamente con viti da spongiosa da 3,5–4,5 mm;
- il malleolo posteriore deve essere ridotto e stabilizzato in presenza di un coinvolgimento della superficie articolare tibiale uguale o superiore al 25%, di un decalage superiore a 2 mm, e nel caso di persistente sub-lussazione posteriore dell'astragalo; può essere utilizzata una tecnica percutanea, da anteriore a posteriore sotto controllo ampliscopico, con vite cannulata da spongiosa, oppure una riduzione cruenta con accesso paramediano a concavità anteriore;
- riduzione e sintesi dei malleoli sono, solitamente, sufficienti a ripristinare la sindesmosi tibio-peroneale; in caso contrario, e in presenza di avulsione del tubercolo di Tillaux-Chaput, andrà riparata e/o stabilizzata con vite libera, associando, talvolta, uno dei fori della placca peroneale per posizionare una vite da corticale a transfissione-compressione, da rimuovere dopo 4–6 settimane.

Tra le possibili complicazioni ricordiamo pseudoartrosi, ritardo di consolidazione, malconsolidazione, deiscenze delle ferite chirurgiche, necrosi cutanea, infezioni, artrosi post-traumatica, sindrome algodistrofica, riduzione dell'articolarità.

Capitolo 20
Fratture e lussazioni del piede

Fratture dell'astragalo

L'astragalo, principale osso del retropiede insieme al calcagno, ha una superficie coperta per circa due terzi da cartilagine articolare, concorrendo a formare le articolazioni tibio-peroneo-astragalica, sottoastragalica e astragalo-scafoidea. Non presenta inserzioni tendinee e ha una vascolarizzazione modesta, dipendente da piccoli rami della arteria tibiale posteriore per il corpo e le superfici articolari, e della pedidia per il collo e la testa: la necrosi post-traumatica rappresenta, conseguentemente, una complicanza temibile.

È, peraltro, una lesione relativamente rara, rappresentando lo 0,3% di tutte le fratture, e il 2,3% di quelle del piede; interessa, per lo più, soggetti maschi in età lavorativa in seguito a cadute dall'alto, con interessamento del corpo nel 70% e del collo/testa nel 30% dei casi. Frequenti le lesioni associate a carico di caviglia, calcagno, metatarsi e colonna vertebrale.

La clinica è, solitamente, eclatante, con dolore, tumefazione, ecchimosi, deformazione della caviglia e del retro piede, se l'astragalo è lussato, e impotenza funzionale assoluta. La diagnosi è confermata dai radiogrammi standard nelle due proiezioni ortogonali, mentre in alcuni casi di grave scomposizione può essere utile la TC.

Per la classificazione delle lesioni si rimanda a www.ota.org/compendium/compendium.html.

Il trattamento conservativo, basato sull'applicazione di gambaletto gessato in scarico per 6–8 settimane, può essere utilizzato in tutte le fratture composte. Quello chirurgico, con accesso anteriore, ha come obiettivo la riduzione anatomica dei monconi e la sta-

Guida tascabile di traumatologia, F. Biggi
DOI: 10.1007/978-88-470-5668-8_20,

bilizzazione con viti cannulate da 3,5 o 5 mm: il segmento può essere contenuto in valva gessata o tutore conformato fino a desutura, ma la mobilizzazione, passiva e attiva, va iniziata precocemente. La deambulazione è possibile in scarico, iniziando un carico graduale secondo soglia del dolore a partire dalla 6ª–8ª settimana. Tra le complicanze possibili (infezione, mal consolidazione, pseudoartrosi, artrosi tibio-tarsica e sotto-astragalica), la necrosi avascolare è sicuramente la più temibile, potendo incidere fino al 50% dei casi di frattura del collo con grave scomposizione e/o dislocazione: la sua insorgenza è, solitamente, abbastanza precoce, essendo possibile individuare segni radiografici dopo 6–8 settimane (rarefazione ossea, atrofia subcondrale con iniziale collasso della superficie): a fronte di una necrosi conclamata e stabilizzata, con paziente sintomatico, sarà indicata un'artrodesi dell'articolazione coinvolta.

Nonostante la rarità, è possibile osservare lussazioni, totali o parziali dell'astragalo: più frequenti quelle sub-talari (astragalo-scafoidea e astragalo-calcaneare), e associate nel 50% dei casi a fratture malleolari o del piede per traumi ad alta energia; come per tutte le lussazioni si impone una riduzione in urgenza possibile, talora con manipolazioni esterne e confezione di apparecchio gessato. Il trattamento chirurgico si impone a fronte di un'impossibilità a ottenere una riduzione stabile, utilizzando fili di Kirschner intersegmentari percutanei da rimuovere ambulatorialmente dopo 4–6 settimane.

Fratture del calcagno

Le fratture del calcagno sono le più frequenti tra le ossa del tarso, rappresentano il 2% circa di tutte le fratture, sono nel 75% circa dei casi lesioni articolari, e possono avere sequele invalidanti in quanto colpiscono, in particolare, uomini in età lavorativa che, talora, non sono in grado di riprendere la propria attività. Sono causate, pressoché costantemente, da cadute dall'alto, con l'astragalo che interrompe il sottile guscio corticale del calcagno e frammenta le due superfici articolari a livello del sustentaculum tali; quando, alla compressione assiale, si associa la trazione del tendine di Achille sulla tuberosità, si determina l'avulsione di un grosso frammento a vertice anteriore (*tongue-type*).

Modalità dell'evento traumatico e clinica orientano sulla diagnosi: sono costantemente presenti dolore, tumefazione del piede, deformazione in accorciamento e valgismo del retropiede, con riduzione dell'arco plantare, ed ecchimosi diffusa. La radiologia standard conferma la lesione ma, come per altre fratture articolari, è necessaria una TC con ricostruzioni 2–3D per pianificare adeguatamente il trattamento. La radiografia in proiezione latero-laterale consente di misurare i due angoli di Bohler e Gissane indicativi circa l'entità della scomposizione della superficie articolare, il cui affondamento nel corpo del calcagno può determinarne anche la scomparsa; quella assiale, con piede dorsi-flesso e tubo radiogeno inclinato di 45° rispetto alla superficie plantare, consente di valutare la deformazione, solitamente in valgo, del corpo, la tuberosità, e la superficie articolare decalata. Vengono così distinte fratture extra-articolari (processo anteriore, tuberosità e corpo) e articolari: queste ultime vengono classificate secondo Sanders in 4 tipi in funzione di un crescente grado di frammentazione e scomposizione.

Trattamento conservativo

È indicato in presenza di fratture composte, incluse quelle articolari; di grave compromissione delle parti molli; di arteriopatie obliteranti; diabete mellito grave e artropatia neurogena. Utilizza apparecchio gessato a gambaletto, ovvero ortesi conformate, per 4–6 settimane, con deambulazione assistita da bastoni canadesi.

Trattamento chirurgico

Mira a ottenere la miglior ricostruzione possibile della superficie articolare talamica, ed è indicato in presenza di scomposizioni-affondamento della faccetta posteriore; del processo anteriore quando è coinvolto oltre il 25% della calcaneo-cuboidea; della tuberosità (*tongue type*) in presenza di frattura-lussazione e di esposizione. Si basa, classicamente, sull'osteosintesi interna, seguendo alcuni principi: evitare di intervenire in presenza di sofferenza delle parti molli; incisione quanto più possibile inferiore, evitando inutili scollamenti, per preservare l'apporto vascolare;

apertura del seno del tarso e riduzione del sustentaculum; osteointegrazione, sia omologa che eterologa; stabilizzazione con placche anatomiche conformate e modellabili e viti da 3,5 mm; sutura senza tensione. Nonostante questo, peraltro, l'incidenza di complicazioni, in particolare deiscenze e necrosi della ferita chirurgica, è molto elevata, potendo raggiungere il 40% dei casi.

Nell'ottica, quindi, di minimizzare il trauma chirurgico, si sono via via affermate tecniche percutanee mini-invasive, quali manipolazioni associate a fili di Kirschner e apparecchio gessato, e fissatori esterni. Molto recente l'utilizzo della cifoplastica essendo possibile, per via transcutanea, utilizzare la pressione idrostatica del palloncino per sollevare la superficie articolare affondata nel corpo del calcagno, e inserire materiale di sostegno (cemento, fosfato tricalcico) con finalità meccaniche e biologiche (Figg. 20.1–20.3). Questa tecnica non prevede immobilizzazione, consente una particolarità immediata e un carico assistito da canadesi per i primi 30 giorni.

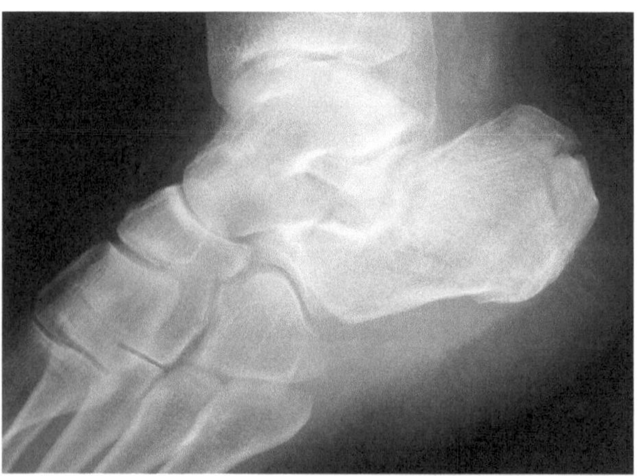

Fig. 20.1 Frattura articolare del calcagno

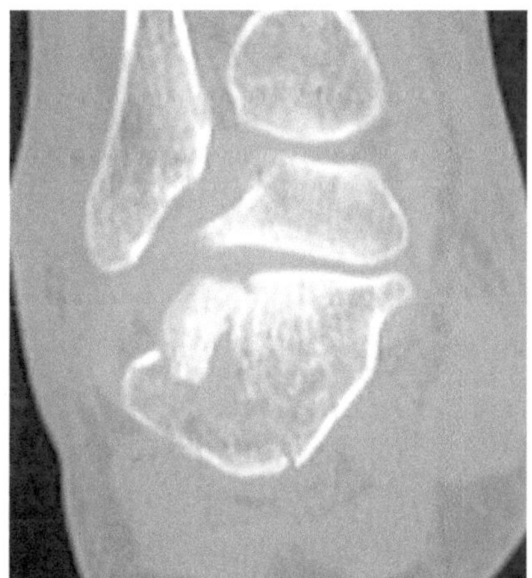

Fig. 20.2 Frattura articolare del calcagno

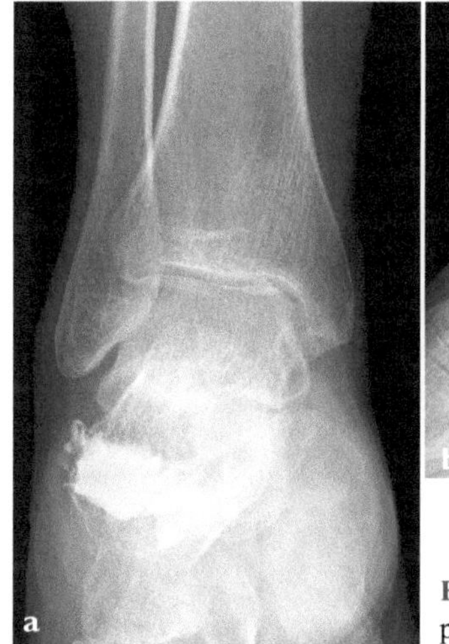

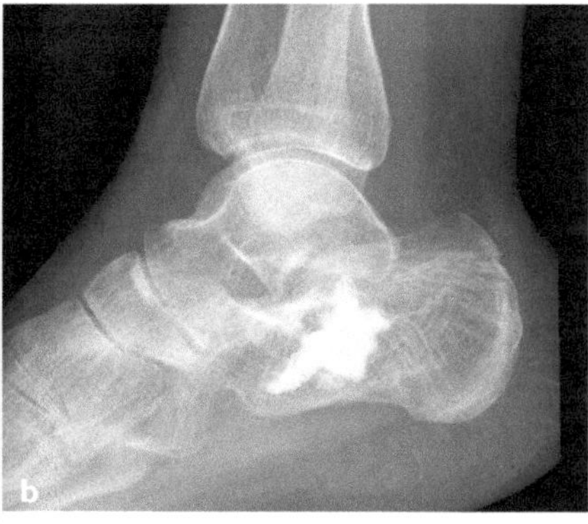

Fig. 20.3 a,b Intervento di calcaneoplastica percutanea con cemento

Capitolo 21
Fratture in età pediatrica

L'accrescimento scheletrico e l'elevato potenziale osteorigenerativo portano a un notevole rimodellamento osseo, in grado di consolidare la frattura e compensare eventuali difetti assiali: conseguentemente, il trattamento conservativo è largamente utilizzato, potendo essere accettate riduzioni non anatomiche. I traumi scheletrici rappresentano il 15% circa di tutte le patologie, con tassi di mortalità per traumi maggiori di 1:4.000; il sesso maschile è maggiormente interessato (il 42% di ragazzi tra 0 e 16 anni contro il 27% di ragazze), in particolare tra i praticanti sport.

Le fratture, solitamente, sono chiuse, in quanto secondarie a traumi a bassa energia; la scomposizione spesso modesta stante lo spessore del periostio (cosiddette fratture "a legno verde"); interessano soprattutto gli arti, sia a livello diafisario che delle estremità epifisarie (fratture o distacchi condro-epifisari); tendono a consolidare in 4–8 settimane.

Al momento della valutazione clinica, ricordarsi che i bambini possono non saper localizzare esattamente la sede del dolore e, conseguentemente, le indagini diagnostiche dovranno riguardare l'intero segmento scheletrico interessato. Solitamente la radiologia tradizionale, con l'esecuzione dei due radiogrammi standard A-P e L-L, è sufficiente a confermare la diagnosi: in caso di ragionevole dubbio, ad evitare inutili esposizioni radiologiche, eseguire comparazione tra i due lati, che diventa spesso necessaria in presenza di lesione condro-epifisaria. La TC può essere necessaria in presenza di fratture articolari, ovvero di traumi maggiori della colonna vertebrale e della pelvi.

Guida tascabile di traumatologia, F. Biggi
DOI: 10.1007/978-88-470-5668-8_21,

Mentre per tutte le altre fratture si rimanda alle classificazioni proposte, i distacchi condro-epifisari vengono inquadrati secondo Salter-Harris in 5 gruppi:

- *Tipo I*: la rima di frattura interessa solo la parte calcificata, quindi la prognosi è buona in quanto è totalmente preservata la zona giunzionale proliferativa;
- *Tipo II*: vi è interessamento della zona giunzionale metafisaria, con avulsione di frammento (lesione di Thurston-Holland) che rimane solitamente in sede grazie al periostio e alle inserzioni capsulari; la prognosi è buona, con possibile rischio di parziale epifisiodesi in presenza di dislocazione del frammento;
- *Tipo III*: la frattura interessa parte calcificata e giunzionale, con diverso grado di scomposizione; la riduzione, cercando di non ledere ulteriormente la parte cartilaginea, deve essere tempestiva, anatomica, utilizzando, se necessario, mezzi di sintesi poco invasivi (fili di Kirschner), e da rimuovere dopo 3–4 settimane;
- *Tipo IV*: la scomposizione è notevole, la zona giunzionale ampiamente interessata e, conseguentemente, ad aumentato rischio di disturbi dell'accrescimento segmentario, sia sotto forma di accorciamento che di deformità;
- *Tipo V*: è la lesione potenzialmente più grave perché determina anche schiacciamento della zona giunzionale, con ripercussioni su accrescimento e morfologia.

Principi di trattamento

Riduzione e contenimento in apparecchio gessato del segmento fratturato rappresentano i cardini del trattamento: il ricorso alla chirurgia, sia chiusa che aperta, è appannaggio di fratture irriducibili con manipolazioni esterne; di fratture multiple ovvero esposte; del politraumatizzato anche in funzione di una migliore nursing.

Come regola generale, le deformità sono tanto meglio tollerate quanto più vicine alle epifisi, stante il processo di accrescimento e l'elevata capacità di rimodellamento: se, ad esempio, è possibile tollerare angolazioni fino a 60° nell'omero prossimale, non bisognerebbe eccedere i 10° nel radio e nella tibia, mentre sono da evitare comunque i vizi rotazionali. Fratture pluriframmentarie, oppure con notevole accorciamento dei monconi, possono necessitare di alcuni giorni di trazione transcheletrica a filo, ad ottenere un miglior allineamento e una prima stabilizzazione fibrosa, avendo cura di posizionare il filo al di sopra della cartilagine di accrescimento. Le manovre riduttive necessitano di anestesia, e l'apparecchio gessato deve includere le articolazioni a monte e a valle, almeno nella prima fase di consolidazione tra la III e la IV settimana, durante le quali il carico deve essere proscritto. Controlli radiografici dopo 7–10 giorni, con possibilità di correzione ulteriore (gipsotomia) anche senza anestesia.

Richiedono, solitamente, un trattamento chirurgico:

- i distacchi epifisari, perché comunque, in questa sede, non si dovrebbero accettare scomposizioni superiori ai 2 mm;
- le fratture del collo femorale;
- le fratture sovra-condiloidee dell'omero;
- le fratture con presenza di lesione vascolare e/o neurologica;
- le fratture esposte.

Tra le complicazioni più frequenti ricordiamo i disturbi dell'accrescimento scheletrico, sotto forma sia di iper- che di ipometria, nonché di vera e propria deformità assiale, sia angolare che rotazionale. Il trattamento correttivo, ove necessario e a fronte di deformità stabilizzata e irreversibile, si basa sulle osteotomie direzionali e sull'allungamento.

Capitolo 22
Fratture peri-protesiche

L'incremento del numero di impianti protesici, in particolare dell'anca e del ginocchio, e l'elevarsi della vita media fanno sì che sempre più frequente sia l'osservazione di fratture periprotesiche, con le conseguenti implicazioni legate alle difficoltà chirurgiche, alle comorbidità associate, al tessuto osseo, spesso deficitario, che contiene l'impianto. Costituiscono un vero e proprio problema emergente in campo ortopedico e traumatologico e richiedono specificità tali da consentire la sostituzione di un impianto non più stabile, ovvero di eseguire un'osteosintesi che consenta la consolidazione della frattura.

Distinguiamo tra *fratture intra-operatorie* (riconosciute all'atto dell'impianto e causate dalla ricerca del miglior *press-fit* possibile di componenti non cementate; molto meno frequenti quando si ricorre alla cementazione, che consente l'utilizzo di coppe in polietilene e steli lisci sottodimensionati), e *fratture post-operatorie*, causate spesso da traumi a bassa energia e favorite dalla osteolisi periprotesica che accompagna, pressoché costantemente, la mobilizzazione asettica.

Anca

Sono sicuramente le più frequenti e interessano soprattutto il femore a diversi livelli. La diagnosi, oltre che dagli evidenti segni clinici locali (dolore, tumefazione, ecchimosi, impotenza funzionale), è fornita essenzialmente dalla radiologia tradizionale (proiezione A-P del bacino, A-P e L-L del femore), che consente la clas-

Guida tascabile di traumatologia, F. Biggi
DOI: 10.1007/978-88-470-5668-8_22, © Springer-Verlag Italia 2014

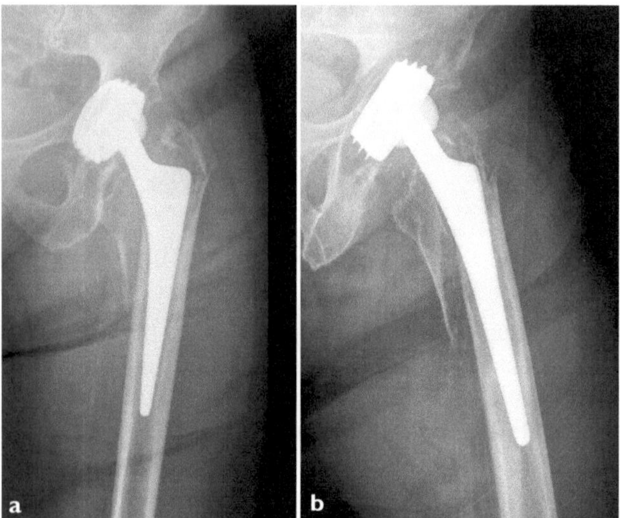

Fig. 22.1 a,b Frattura periprotesica di anca tipo B1

sificazione delle lesioni e la pianificazione dell'intervento. Largamente utilizzata è la classificazione proposta da Duncan e Masri, meglio nota col nome di Vancouver, che riconosce 3 tipologie di lesione: *Tipo A* della regione *trocanterica*, spesso intra-operatorie e stabili; *Tipo B* della regione diafisaria che circonda lo stelo, che può essere stabile ovvero mobilizzato, con possibile concomitante osteolisi; *Tipo C* della regione diafisaria al di sotto dell'apice dello stelo, con elevato grado di scomposizione.

Principi di trattamento

È sempre opportuno considerare, oltre alla lesione scheletrica, le condizioni fisiche (ASA score) e mentali dei pazienti, il loro stato funzionale attuale, l'aspettativa di vita, e la capacità, da parte della struttura e dell'équipe chirurgica, di poter offrire le diverse soluzioni possibili e un'adeguata nursing post-operatoria. *Tipo A*: essendo, per lo più, lesioni stabili, beneficiano del trattamento conservativo con riposo letto-poltrona per 2–3 settimane cercando di mantenere l'arto abdotto, e successivo carico assistito da basto-

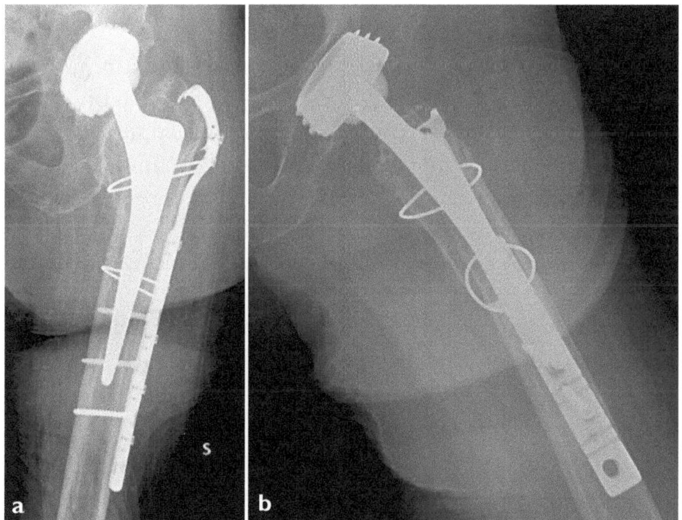

Fig. 22.2 a,b Riduzione e osteosintesi con placca e cerchiaggi metallici

ni canadesi per ulteriori 2–3 settimane; *Tipo B*: in caso di stelo contenuto e stabile (B1) osteosintesi con placche conformate, fissabili con viti poliassiali a stabilità angolare e cerchiaggi (Figg. 22.1, 22.2); se instabile (B2) rimozione e sostituzione con stelo lungo non cementato che vada a trovare la stabilità primaria necessaria nella corticale diafisaria integra distalmente alla frattura e per un tratto minimo di 5–7 cm; se vi è una perdita di sostanza ossea (B3) sarà, in genere, opportuna una revisione con eventuale osteointegrazione; *Tipo C*: osteosintesi con placca e viti, associando innesto corticale contrapposto in presenza di severa osteoporosi.

A livello acetabolare le lesioni traumatiche sono sicuramente meno frequenti, anche se le mobilizzazioni asettiche, con importanti osteolisi, sono, al contrario, più frequenti. Anche se l'osteosintesi, in caso di fratture acetabolari, rappresenta la prima scelta, in caso di componente protesica, specie se mobilizzata, la revisione, con osteointegrazione, è spesso necessaria: si utilizzano componenti appositamente disegnate per consentire la fissazione in osso integro, con superfici che favoriscono la stabilità primaria e la successiva osteointegrazione.

Ginocchio

La diagnosi e i principi di trattamento sono sovrapponibili, il segmento più colpito quello femorale a livello sovracondiloideo. Tra i fattori favorenti, in particolare l'osteoporosi, è opportuno ricordare il *notching femorale* che viene determinato, all'atto dell'impianto primario, da un'eccessiva resezione della corticale femorale anteriore, con conseguente creazione di un potenziale *locus minoris resistentiae*. La classificazione più nota e utilizzata è quella proposta da Rorabeck:

- *Tipo I* con frattura composta, stabile e componenti fisse;
- *Tipo II* con frattura scomposta e componenti stabili;
- *Tipo III* con grado diverso di scomposizione ma componenti sicuramente mobilizzate.

Per il versante tibiale, Hansen e collaboratori associano sede della frattura e stabilità:

- *Tipo I* a livello del piatto tibiale;
- *Tipo II* a livello del fittone;
- *Tipo III* distale al fittone;
- *Tipo IV* a livello della TTA.

Il trattamento conservativo può essere indicato in tutte le fratture composte o in quelle con minima scomposizione, e si basa, nelle prime 3–4 settimane, su apparecchio gessato ovvero ortesi cruro-podalica, con astensione dal carico; successivamente, sarà possibile utilizzare ginocchiere articolate, che consentono il movimento articolare e una progressiva ripresa del carico.

Il trattamento chirurgico prevede l'osteosintesi con placche anatomiche e viti poliassiali a stabilità angolare (Figg. 22.3, 22.4): si utilizza, preferibilmente, un approccio laterale sia a livello femorale che tibiale, utilizzando, se possibile, tecniche mini-invasive (MIPO). A livello femorale, peraltro, può essere utilizzato l'inchiodamento endomidollare retrogrado, a condizione che l'impianto protesico non contenga vincoli stabilizzanti che impedirebbero l'accesso alla gola trocleare e al canale midollare. Nel caso in cui, viceversa, sia già presente un quadro suggestivo per mobilizzazione di una o entrambe le componenti, sarà opportuna la revisione, con un adeguato planning pre-operatorio per individuare la necessità di compensare eventuali perdite di sostanza ossea (cemento, osso di banca, cunei preformati a superficie osteoconducente), di trovare la migliore cinematica in grado di assicurare articolarità e

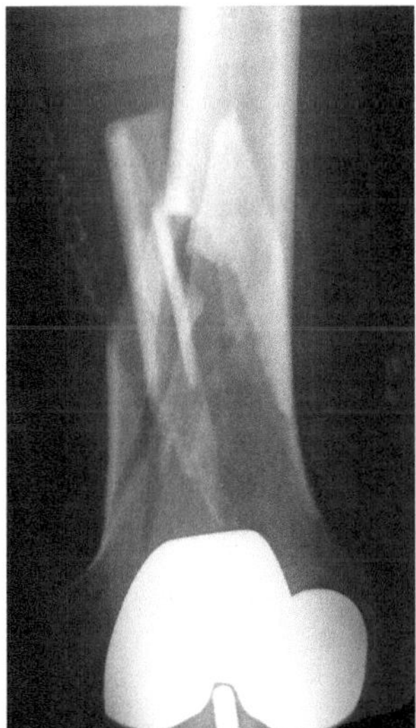

Fig. 22.3 Frattura periprotesica plurimframmentaria di ginocchio

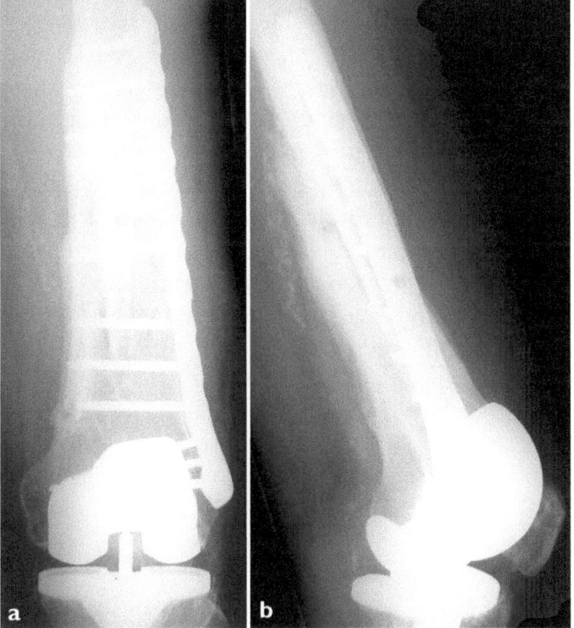

Fig. 22.4 a,b Riduzione e osteosintesi con placca a stabilità angolare e innesto contrapposto di osso omologo

stabilità attraverso il disegno protesico (vincolo parziale o totale), e di assicurare una fissazione primaria ottimale (superfici di rivestimento, materiali osteoconducenti, fittoni a offset variabile).

Anche la rotula, infine, può essere lesionata, con o senza coinvolgimento dell'apparato estensore: oltre alla possibilità di trauma diretto, esistono fattori favorenti quali componenti dotate di perno centrale voluminoso, eccessiva resezione, protesizzazione di rotule il cui spessore è inferiore a 25 mm, *lateral release* ampi e devascolarizzanti, mal-allineamento, necrosi termica da cemento ed eccessiva flessione della componente femorale. Goldberg ha classificato queste lesioni in 4 tipi:

- *Tipo I* con frattura sostanzialmente composta che non coinvolge l'impianto;
- *Tipo II* con coinvolgimento dell'impianto e/o dell'apparato estensore;
- *Tipo III* con frattura del polo inferiore (*IIIA* associata a lesione del tendine rotuleo, *IIIB* senza lesione del tendine);
- *Tipo IV* frattura-lussazione.

Il trattamento conservativo (ginocchiera per 4–6 settimane con carico parziale assistito) può essere indicato nel tipo I e IIIB; quello chirurgico per ridurre e stabilizzare la frattura (*Zuggurtung*, doppio cerchiaggio dinamico), riparare la lesione tendinea in presenza di tessuto vitale (in alternativa plastica con gracile-semitendinoso, tendine di banca), resecare piccoli frammenti mobilizzati.

Essendo, oggigiorno, la chirurgia protesica possibile in quasi tutti i distretti articolari (in particolare spalla, gomito e caviglia), andranno applicati i medesimi concetti: trattamento conservativo in presenza di fratture composte, osteosintesi per quelle scomposte ma con componenti stabili, revisione per tutti i casi di evidente perdita di stabilità dell'impianto.

Capitolo 23
Fratture patologiche

Per frattura patologica intendiamo qualsivoglia lesione identificabile radiograficamente che interessi un tessuto osseo minato da processi, primitivi o secondari, che sovvertano la normale struttura, corticale e midollare, sia in ambito diafisario che meta-epifisario. Cause principali sono:

- neoplasie primitive benigne e maligne;
- neoplasie secondarie metastatizzanti;
- osteopatie metaboliche (osteomalacia, iperparatiroidismo, osteodistrofia renale);
- osteoporosi;
- atrofia ossea da non uso;
- osteolisi da causa meccanica (mobilizzazione protesica, *stress shielding*, fallimento di osteosintesi);
- osteonecrosi;
- morbo di Paget.

La frattura rappresenta, spesso, l'esordio stesso della malattia, e può verificarsi anche in seguito a traumi banali durante le normali attività giornaliere: impone, all'atto della diagnosi radiografica, una ricerca delle possibili patologie concomitanti, ovvero un approfondimento diagnostico strumentale sulla base dei dati anamnestici. Solitamente, le lesioni primitive benigne, di gran lunga le più frequenti, sono isolate, a margini ben definiti, e interessano i soggetti in accrescimento scheletrico soprattutto a livello omerale e femorale (cisti ossea unicamerale, fibroma non ossificante, displasia fibrosa, granuloma eosinofilo, osteoma osteoide); quelle maligne (osteosarcoma, sarcoma di Ewing, condrosarcoma, fibrosarcoma, istiocitoma fibroso maligno), più frequenti a ridosso

Guida tascabile di traumatologia, F. Biggi
DOI: 10.1007/978-88-470-5668-8_23,

delle cartilagini di accrescimento dell'arto inferiore, sono caratterizzate da ampie erosioni corticali, margini non ben definiti, intensa reazione periostale e invasione delle parti molli circostanti. Più rare, nei bambini e negli adolescenti, le malattie sistemiche in grado di determinare fratture (osteogenesi imperfetta, rachitismo).

Nell'adulto, al contrario, più frequenti sono i cosiddetti secondarismi, manifestazioni, cioè, di malattie sistemiche che possono indurre osteopenia a livello scheletrico; peraltro, la maggior parte delle fratture avvengono in presenza di lesioni localizzate a vertebre, coste, bacino, femore e omero, per tumori primitivi benigni (cisti ossea aneurismatica, fibroma non ossificante, tumore a cellule giganti, osteoblastoma, condroblastoma, granuloma eosinofilo) e maligni (sarcoma di Ewing, mieloma multiplo, linfoma non-Hodgkin, leucemia, condrosarcoma, fibrosarcoma, istiocitoma fibroso maligno), e da metastasi (mammella, polmone, tiroide, rene e prostata).

Qualora già dall'anamnesi emergano elementi tali da orientare verso una sicura diagnosi eziopatogenetica, si potrà pianificare il trattamento più idoneo; se, invece, questa non è immediatamente possibile, una volta protetto il segmento interessato con ortesi preformate si procederà a ulteriori indagini sierologiche:

- emocromo completo;
- VES e PCR;
- elettroliti e fosfatasi alcalina;
- protidemia con immunoelettroforesi;
- esame urine;
- idrossiprolina urinaria (Paget);
- funzionalità tiroidea (TSH);
- CEA;
- funzionalità paratiroidea (PTH);
- funzionalità prostatica (PSA).

Dopo l'esame radiografico standard, esteso anche alle articolazioni viciniori, si procederà con:

- radiografia del torace;
- scintigrafia ossea *total body*;
- TC segmentaria scheletrica;
- TC torace e addome;
- RMN segmentaria scheletrica;
- PET;
- mammografia.

È opportuno ricordare che, nonostante una ricerca approfondita, in circa il 15% dei casi non si riesce a individuare la causa prima della malattia che ha determinato la lesione scheletrica.

Il trattamento delle fratture dipenderà da età, sede, eziologia, condizioni locali (cute e parti molli irradiate) e generali (speranza di vita, ASA, autonomia funzionale, stato mentale). In generale:

- nel caso di patologia primitiva, benigna o maligna è opportuno, per la necessaria stadiazione e tipizzazione, oltre che per la radicalità dell'intervento, affidare il paziente a centri specializzati evitando pericolose perdite di tempo ed errori che possono peggiorare la prognosi;
- di fronte a diagnosi certa di lesioni benigne, ricordare che tendono a consolidare spontaneamente dopo trattamento incruento, ovvero stabilizzazioni a minima (fili di Kirschner percutanei) specie nei soggetti in accrescimento;
- le fratture diafisarie e con estensione metafisaria vengono ridotte e stabilizzate, possibilmente con tecnica a cielo chiuso, grazie agli infibuli endomidollari di ultima generazione, che riducono di molto la necessità di alesare e consentono di bloccare a più livelli, e su piani differenti, il segmento scheletrico, garantendo una stabilità primaria ottimale e la tenuta nel tempo nonostante possibili progressioni della malattia;
- le fratture epifisarie e articolari richiedono, solitamente, una ricostruzione distrettuale con artroprotesi;
- le fratture vertebrali, specie se mieliche, devono essere stabilizzate.

Letture consigliate

Egol KA, Koval KJ, Zuckerman JD (2010) Handbook of fractures, 4th edn. Lippincott Williams & Wilkins, Philadelphia, PA

Iversen LD, Swiontkowski MF (1995) Manual of acute orthopaedic therapeutics, 4th edn. Little, Brown and Company, New York

de Boer P, Morgan SJ, van der Werken C (2009) Orthopaedic trauma care (Handbook). AO Publishing, Davos

Gardner MJ, Bradford Henley M (2010) Fracture surgery. Lippincott Williams & Wilkins, Philadelphia, PA

Court-Brown C, McQueen M, Tornetta III P (2006) Trauma. Lippincott Williams & Wilkins, Philadelphia, PA

Schmidt AH, Teague DC (2010) Orthopaedic knowledge update trauma. American Academy of Orthopaedic Surgeons, Rosemont, IL

Guida tascabile di traumatologia, F. Biggi
DOI: 10.1007/978-88-470-5668-8_, © Springer-Verlag Italia 2014